新しいピラティスの教科書

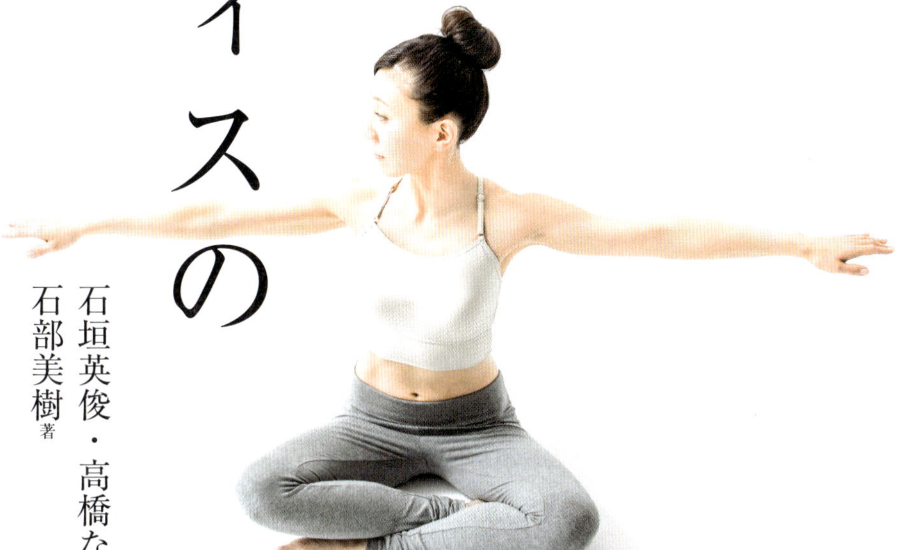

石垣英俊・高橋なぎ 監修
石部美樹 著

池田書店

Introduction

体との対話のために

「ピラティス」という名前は知っていても、具体的にどんなエクササイズなのか、
どんな効果が得られるのかなど、よくわからない人も多いことでしょう。
ピラティスは、「体が本来持っている機能を正しく使うためのエクササイズ」であり、
「そのためのコントロール法」でもあります。
ゆっくりとした静かな動きで、筋肉を正しく使うことを学びます。
すべて「呼吸」と連動させていきます。
なぜなら私たちは普段、常に呼吸をしながら体を動かしているからです。

ピラティスを学ぶと、
自分の体に備わった機能的な動きを取り戻すため、
姿勢、身のこなしが美しくなります。
美しく動くために必要な筋肉が、必要な分だけ発達するため、
全身が自然と美しいフォルムになっていきます。

骨格や筋肉の付き方、関節の可動域などは人それぞれ違います。
つまり、自分にあった体の使い方、動かし方を知ることができるのです。
ピラティスを学ぶことで得られるのは、自分ならではの美しさ。
必要な筋肉を必要なだけ動かす、理にかなった美しさです。

ピラティスのエクササイズを深めていくとき、
どこをどう意識するのか、骨や筋肉の状態はどうか、
関節の動き方はどうか、呼吸の状態はどうかなど、一つ一つ問いかけていきます。
見本となる先生の動きをただ真似するのではなく、
自分自身の体と対話をしながら行うことが重要です。

体との対話は、毎日行うもの。
回数を重ねるごとに、気分がよくなったり、見た目が変わってきたり、
集中力が増したり、といった変化を感じられるようになります。
私たちもピラティスに出会ってから、
身も心も入れ替わったかのように変化しました。

体との対話に、手助けとなる教科書が欲しくて、
念願かなって『新しいピラティスの教科書』を作ることができました。
この本でご自身の体ともっともっと親密になってください。

石部美樹、高橋なぎ

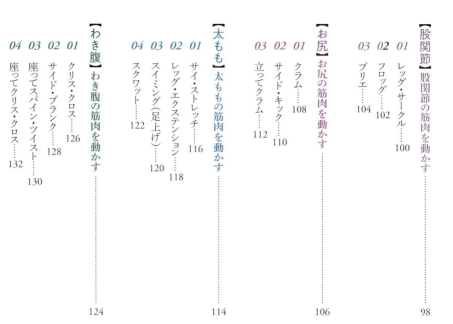

01

現代人にピラティスが必要な理由
～ピラティスとは？～

かつて海外の一流スポーツ選手やセレブたちに
人気のエクササイズというイメージが強かったピラティス。
日本では現在、予防医学や機能改善のリハビリテーションにも
取り入れられ、幅広い年齢層に親しまれています。

少しの意識で体が変わる それがピラティスの魅力

体が整うと心も整う。体のバランスを整えて不調知らずの体を目指しましょう。

ピラティスは機能改善に最適なエクササイズ・メソッド

石垣　さまざまな体の不調を訴える方の治療をさせていただいていますが、僕は、痛みや不調が改善してきた方にはピラティスをすすめるようにしているんですよ。

高橋　ピラティスはリハビリとしてはもちろん、ケガの防止、日常動作の正しい意識、スポーツのパフォーマンスアップと体がどんな状態でも行えるメソッドなので、ぜひ機能改善に役立てていただきたいですね。最近、ピラティスの認知も広がってきたと感じますしね。

石部　私のスタジオにも、体幹を鍛えたい男性の問い合わせが増えています。年齢層も幅広い。小学生から80代くらいの方までのレッスンを担当していますが、みなさん、パフォーマンスの向上を感じられているようです。

高橋　私の70代の母もレッスンに通っていますが、ピラティスのおかげか年齢以上に若々しく見えるんですよ。

石垣　ダイエットを目的に通う方もいますか?

石部　どちらかというと、姿勢や肩コリ、腰痛を緩和させたいという目的で始める人が多いですね。ボディバランスや意識が変わるので、結果としてダイエットになって美につながるというイメージです。

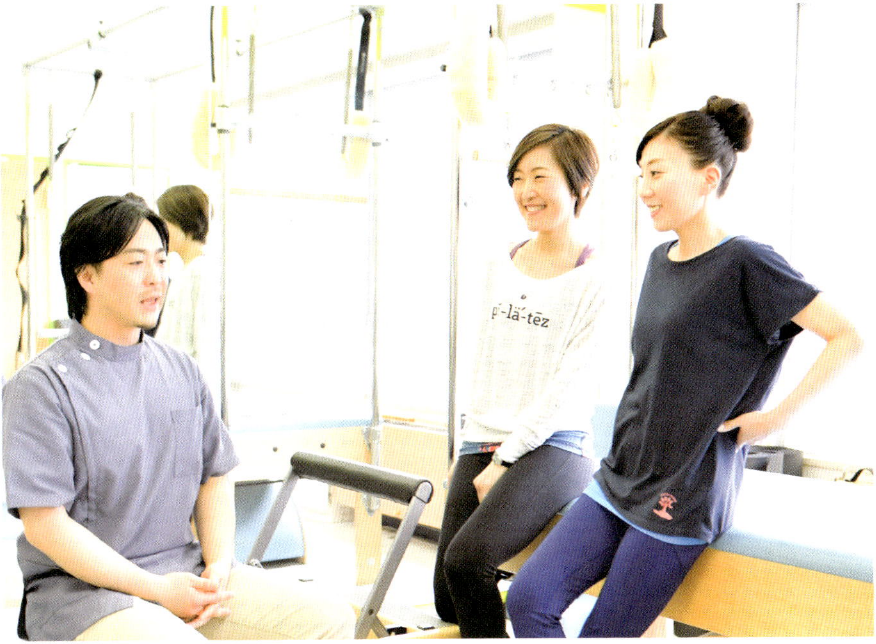

高橋　美容よりも健康ですね。私のレッスンに通っている方は40代から60代の人が多いんです。体の不調を感じて改善したいと思っているけれど、激しい運動は難しい。ピラティスは激しすぎない動きで体を整えられるところに魅力を感じられているようです。

上の写真左から

石垣英俊　カイロプラクティック理学士／鍼灸マッサージ師

神楽坂ホリスティック・クーラ®代表。不調からの回復には本人の回復力も必要と考え、アクティブケアとしてピラティスを推奨。施術とピラティスで復調した顧客実績を多数持つ。

高橋なぎ　ピラティスインストラクター

のっぺりとした背中がコンプレックスだったが、ピラティスを始めて背中に表情ができたことに感動。アメリカのピラティス事情を日本に伝える活動を行っている。

石部美樹　ピラティスインストラクター

ピラティスを始める前は長時間寝ないとすぐ疲れてしまっていたが、今では夜中にラーメンを食べても大丈夫な体に。幅広い年齢層に合わせたピラティスのレッスンを行っている。

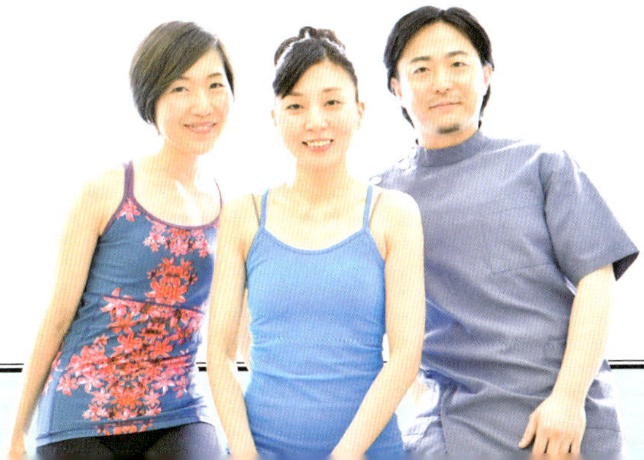

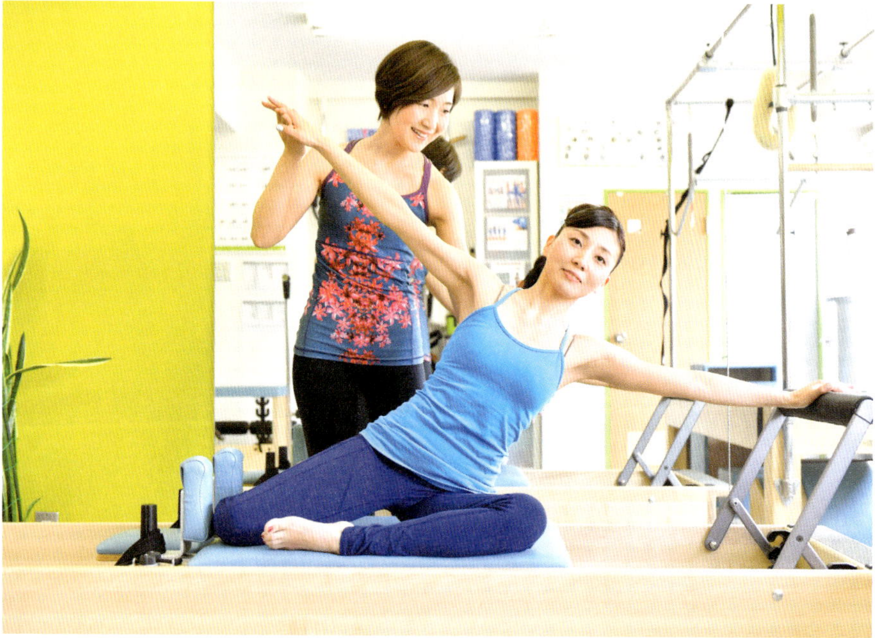

プロのパフォーマーも日々の調整に取り入れる

高橋　私はシルク・ドゥ・ソレイユのアーティストにも指導していて、ウォームアップとして公演の前にレッスンをします。不調がある場合はその部位とそこにつながる動きをメインに、調子がよい方にはより正しい体の使い方を習得してもらいます。毎日同じ動きを繰り返しているので、ピラティスで違う体の使い方をすることで新しい刺激が入り、体のバランスが整えられるようにしています。

石部　私の生徒さんに、普段とても集中する仕事をされていて、趣味で楽器を演奏されている方がいらっしゃいます。ピラティスを行うことで仕事モードから日常にリセットできて、趣味にもよい効果が出ているそうです。

石垣　姿勢がよくなることで仕事に集中して効率が上がったとか、マッサージに通わなくてもよくなったという声はよく聞きますね。自分の体を意識できるようになった方も多いように思います。

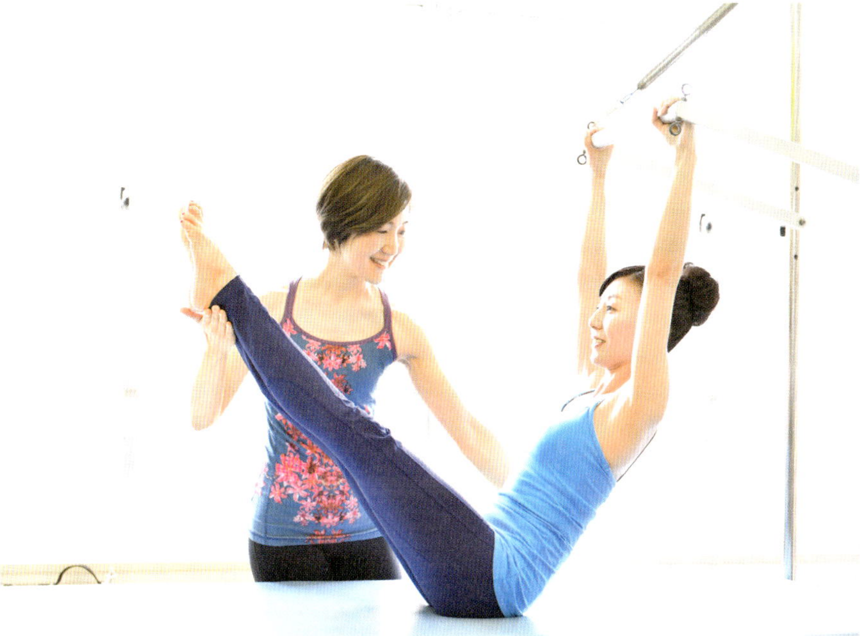

石部　体調がいいので、気分の浮き沈みが少なくなったという声も。体が整うと体以外のパフォーマンスもアップするんですよ。

誰でもできるピラティスで将来の不調を食い止めよう

高橋　ピラティスはどの年齢層の方もできますが、若い女性にもぜひやってほしいと思っているんです。

石垣　そう、若い女性にはO脚、X脚だけでなくXO脚の人も増えていますよね。あのまま歩いていると、将来、ひざや股関節を中心に不調が発生しやすいんです。下腹がぽっこりしてくる人も多い。

石部　若いときは不調を不調だと感じないんですよね。

高橋　ピラティスは体をより正常な状態にしてバランスを調整していくメソッド。たとえば歩くときは、みぞおちから足だと意識して歩くなど、日常の動きの中にもピラティスの概念を取り入れることができるんですよ。

石部　日常生活に取り入れられるピラティスは、将来の不調予防にぴったりというわけですね。

Check it!

私もピラティスで
足首の痛みがとれくびれもできました!!

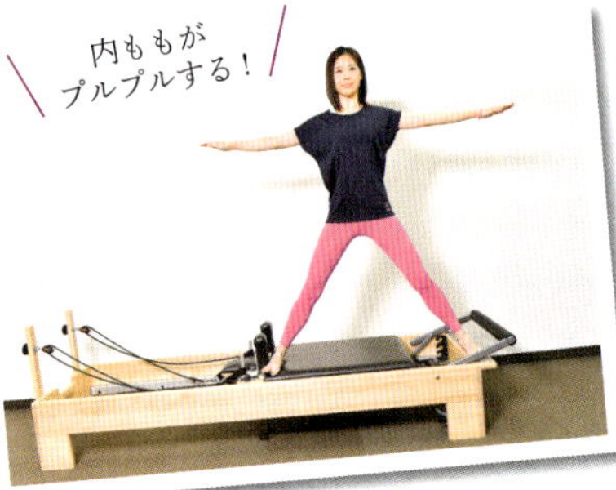
内ももが
プルプルする！

エクササイズをサポートしてくれるマシン。自宅に欲しいものの1つです。

を始めたら
付きました!!

ピラティスを始めて約2年半。
訪れたサロンで、
のがピラティスでした。

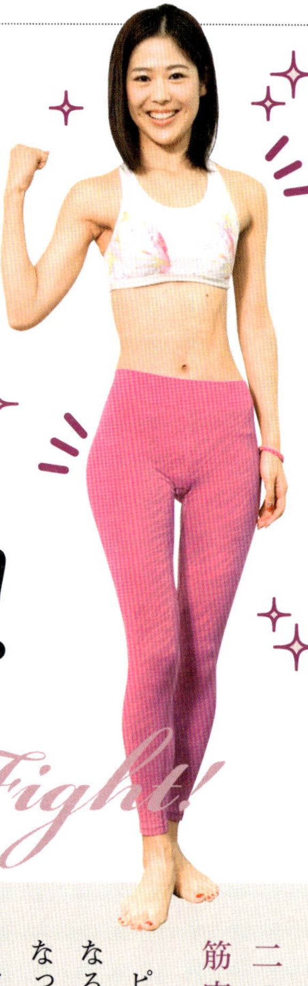
Fight!

二の腕がスッキリして筋肉のラインが出現

ピラティスは、ダイエットになるだけでなく、姿勢がよくなってヒップアップやボディメイクにもなるところがいいですね。目に見えて効果がでたのがお腹と二の腕。いつの間にか腹筋が割れていて、上腕二頭筋がムキッとして、「運動は何をされているんですか？」って聞かれるようになりました。

エクササイズをしていると「しんどいよ～」と思うこともあるのですが、終わった後はスッキリ。特にお腹周りが気になっている方にやってほしいエクササイズ・メソッドです！

ピラティスを始めてよかったこと (^ ^)/□

- 体調がとてもよくなって、精神的にも快調。性格も明るくなりました！
- コンプレックスだったお腹が、自慢したくなるくびれに！
- 夜中にラーメンを食べても、ボディラインは変わらない！

Player's VOICE

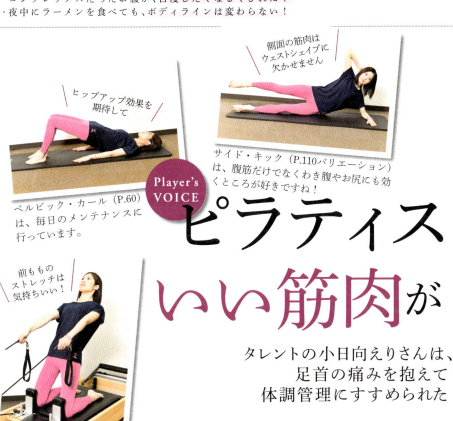

ピラティス いい筋肉が

タレントの小日向えりさんは、
足首の痛みを抱えて
体調管理にすすめられた

ヒップアップ効果を期待して

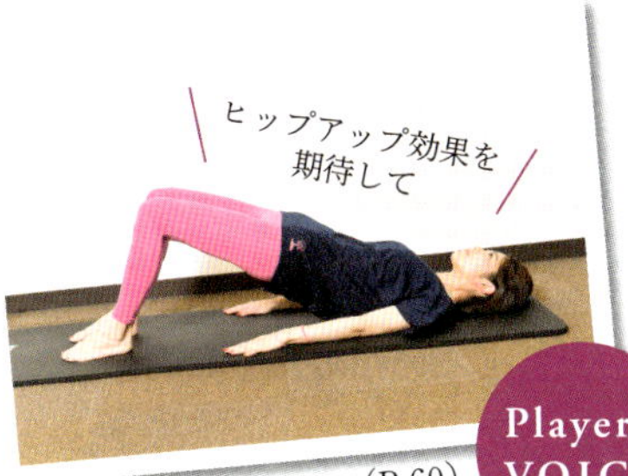

ペルビック・カール（P.60）は、毎日のメンテナンスに行っています。

側面の筋肉はウェストシェイプに欠かせません

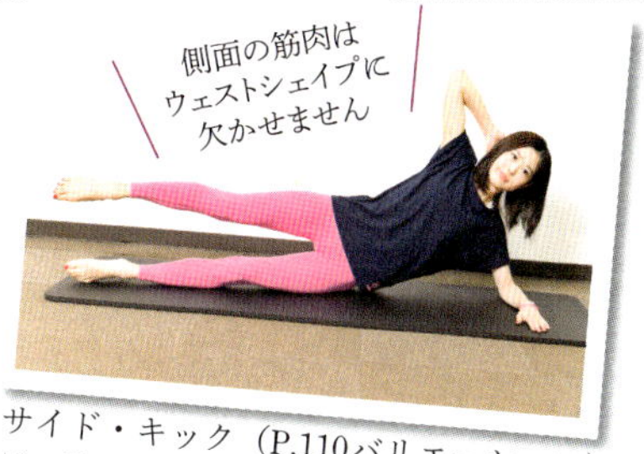

サイド・キック（P.110バリエーション）は、腹筋だけでなくわき腹やお尻にも効くところが好きですね！

前もものストレッチは気持ちいい！

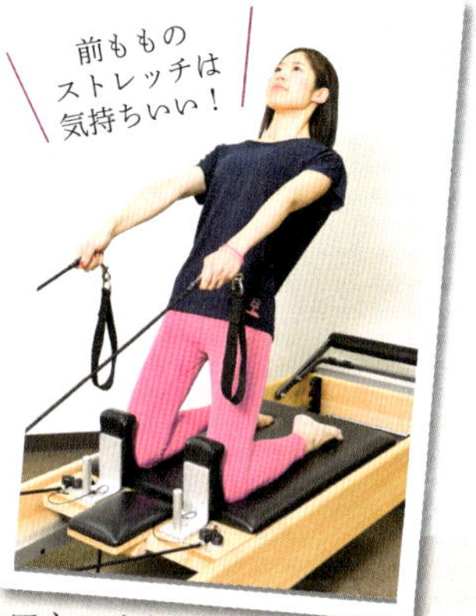

マシンを使うと後ろに倒れる心配がないので、サイ・ストレッチ（P.116）も深くできます。

息を止めずに…が難しい…

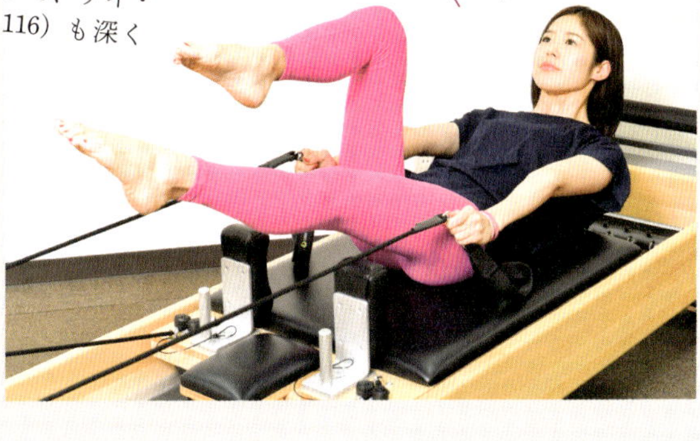

シングル・レッグ・ストレッチ（P.86）は、お腹がキツイ！ でもプルプルと効いている感じが楽しい！

小日向えり／ピラティス歴2年半。歴史アイドル「歴ドル」として活躍中。関ヶ原観光大使、信州上田観光大使、会津親善大使。アクティブシニア向け事業を展開する「株式会社ぴんぴんころり」社長。

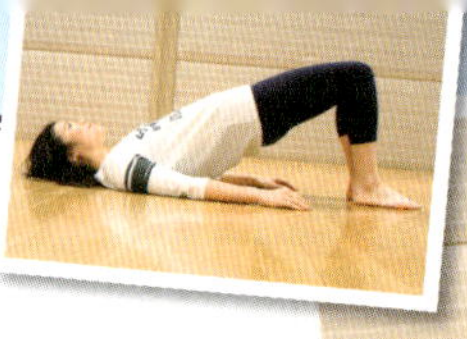

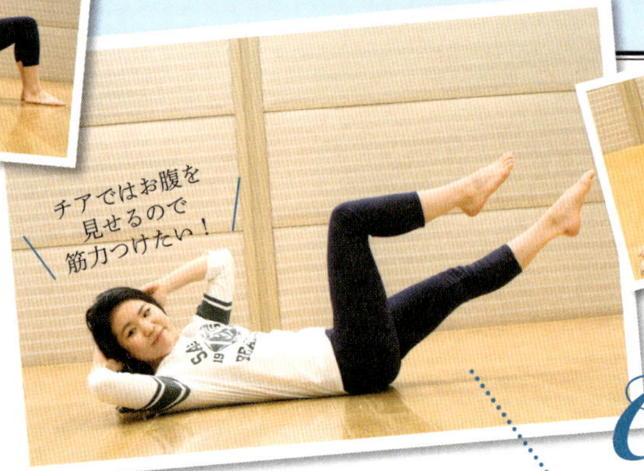

チアではお腹を
見せるので
筋力つけたい！

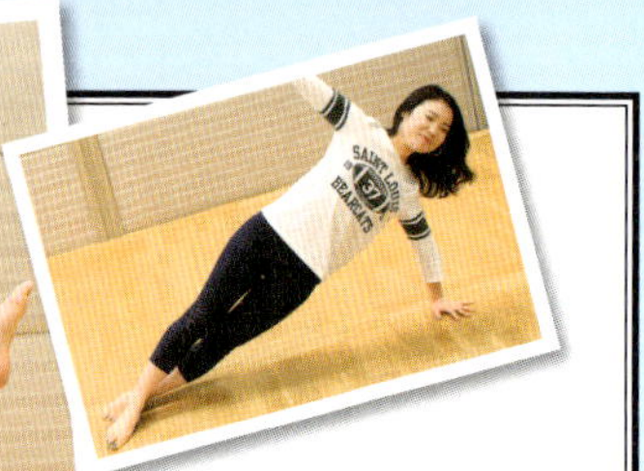

Cheers!

ピラティスをした日の夜はぐっすり眠れて翌朝スッキリ。疲れにくくなったと話す藤澤さん。呼吸に意識が行き届くようになり、ストレスを感じているときは呼吸が浅くなっていると気付けるようになりました。

を始めたら
上がりました!!

の体を思い通りに扱う必要があります。
ができるようになった仲間をご紹介！

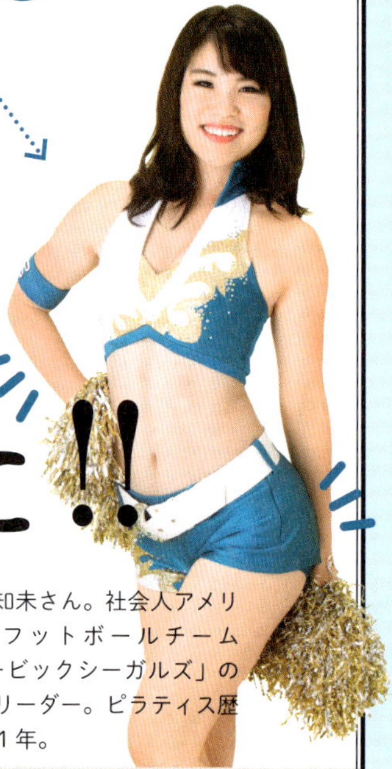

藤澤知未さん。社会人アメリカンフットボールチーム「オービックシーガルズ」のチアリーダー。ピラティス歴は約１年。

効果を実感しています！

ピラティスを始めてから「体の軸が強くなった」と言うチアリーダーの藤澤知未さん。チアでの華やかな応援はキレのある動きが重要。ピラティス効果で体がブレなくなり、動きやすくなりました。書道が趣味の団野成美さんは「中腰が安定するようになって書が書きやすくなった」とのこと。周囲からは引き締まったねと言われ、基礎代謝量も増えたそう。「ピラティスのおかげで技の難易度が上がった」と話すのは、一輪車競技の選手、山口しるしちゃん。内股や姿勢が改善され、演技も美しくなり、ピラティス効果が出ています。

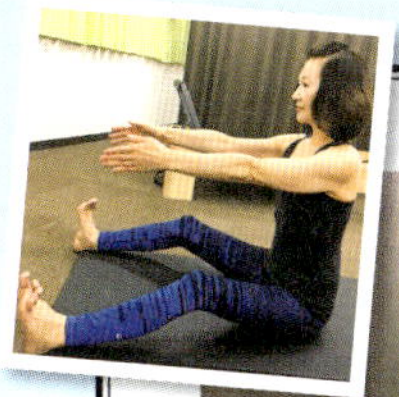

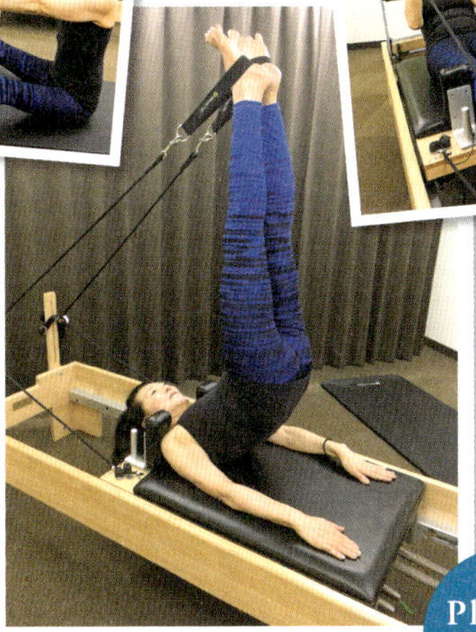

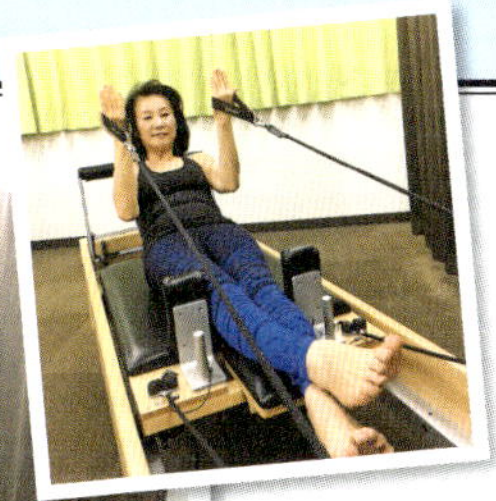

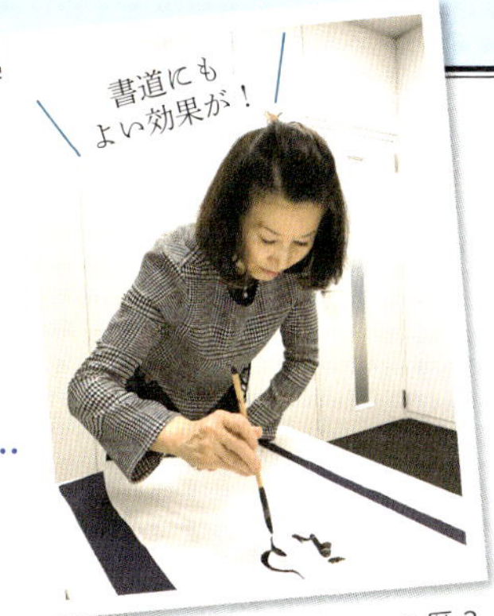

団野成美さん。ピラティス歴3年。後ろ姿も若くなりました！

少しでも体型維持ができればと、ピラティスを始めた団野さん。体幹が鍛えられ美しいシルエットになり、O脚も改善されてきている。

Player's VOICE

私たち ピラティス パフォーマンスが

さまざまな専門分野で活躍するには、自分
ピラティスを通じて、体と心のコントロール

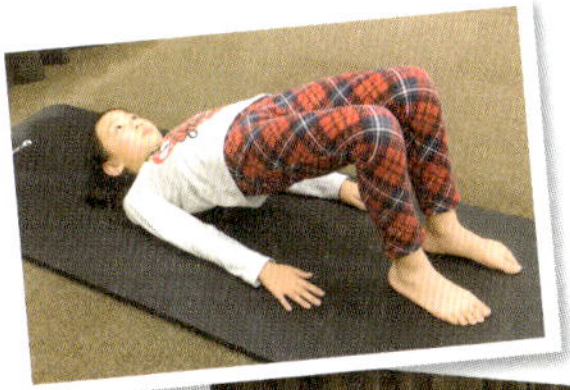

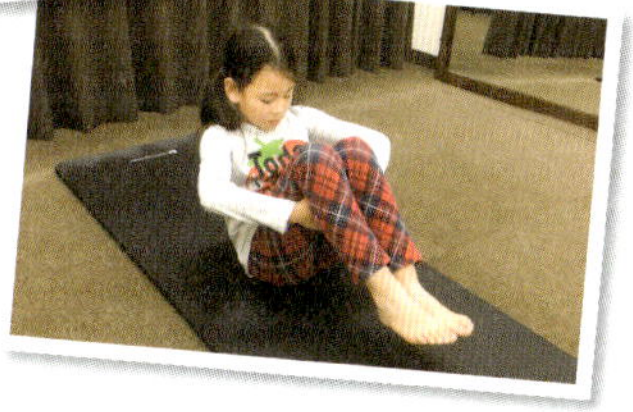

ピラティスを始めた当時は、腹筋ができなかったしるしちゃん。今では筋力がついて体幹も立派に。お友だちにもピラティスをすすめたいとのこと。

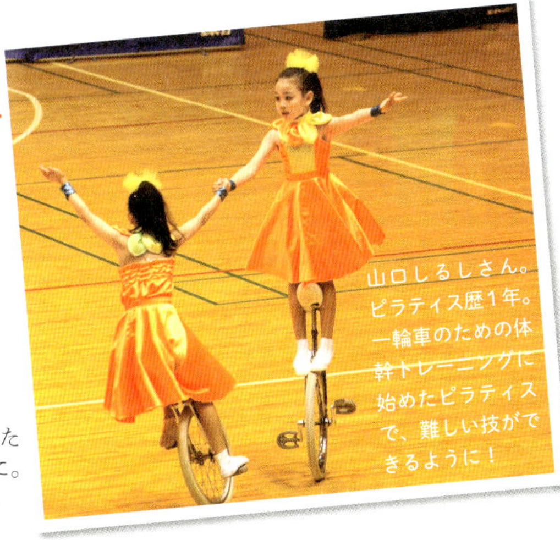

山口しるしさん。ピラティス歴1年。一輪車のための体幹トレーニングに始めたピラティスで、難しい技ができるように！

その姿勢、いつから ラクだと思うように なりましたか？

なぜクセがついてしまうのでしょうか？
原因は人間の特性にありました。

その姿勢、大丈夫ですか？

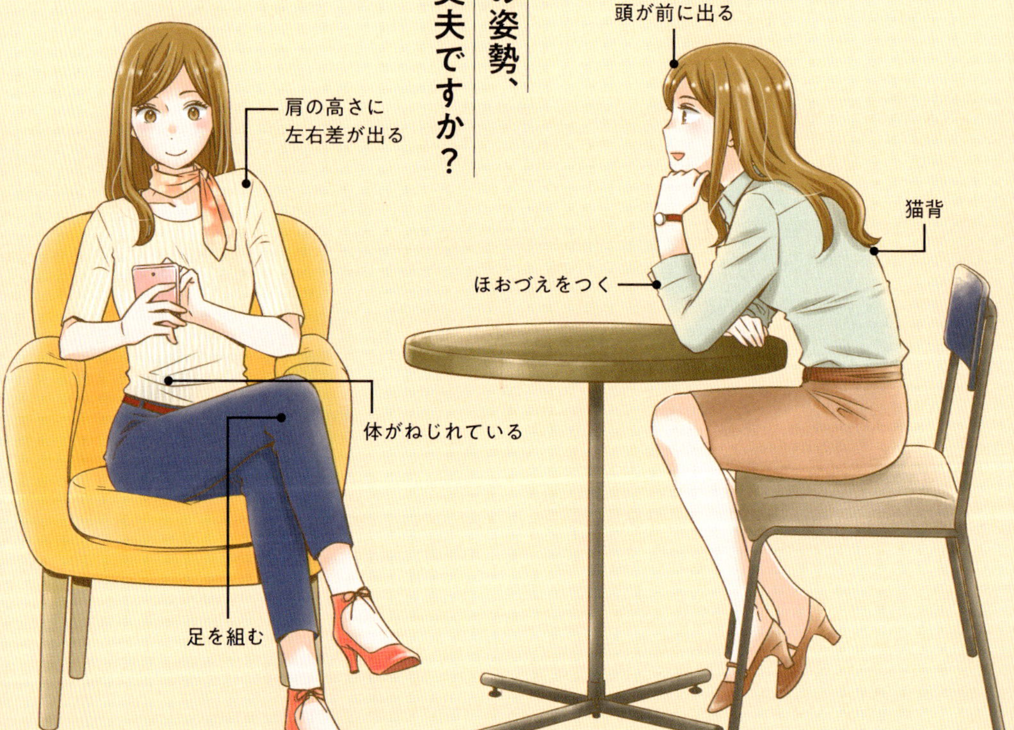

肩の高さに
左右差が出る
体がねじれている
足を組む
頭が前に出る
猫背
ほおづえをつく

人間の特性①

人は疲れると骨や関節に頼る

ふいに片足立ちになっていることありませんか？

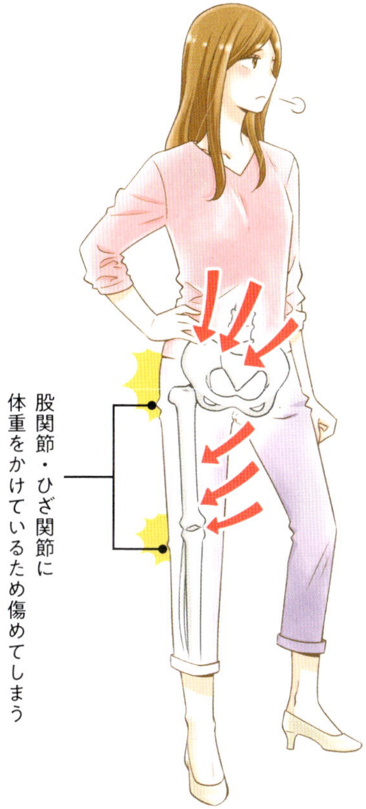
股関節・ひざ関節に体重をかけているため傷めてしまう

私たちの体は本来、意識しなくても筋肉が自然とバランスを取り、その時々に応じて最適な姿勢を保っています。

しかし、疲労や体力の低下によって筋肉の働きに異常が現れると、片足に重心をかけたり、足を組んだりして、姿勢を維持しようとします。

なぜこのクセをやめられないのでしょうか。理由は2つあります。1つは、**筋肉のコリや緊張をやわらげるための逃避姿勢とも言える反応**であること（内臓の不調やメンタルが関わっていることもあります）。もう1つは、**うまく働けない筋肉の代わりに骨組み中心で体を支えるようになるから**です。専門的に言うと、「筋性支持《きんせいしじ》」から「骨性支持《こつせいしじ》」へと変わり、関節に頼ってしまうのです。骨で体を支えるようになると、背骨、ひざ、股関節など、特定の関節に負荷がかかりすぎてしまいます。

人間の特性②

人はクセに気付かない

環境

嫌いな人に背を向けて体がねじれてしまうことも…

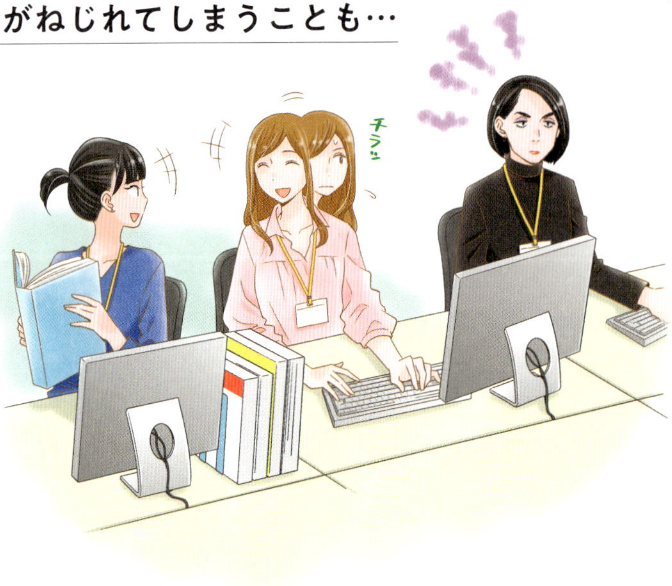

足を組む、寄りかかる、ひじをつくなど、自覚があるクセはまだいいのですが、本人が気付いていないクセもあります。

たとえば、走るときの**足運びが不均衡**だったり、歩くと**頭が前に出たり**と、動きの中で起こるクセはなかなか自分では気付きにくいもの。これらは習慣になっているため、もはや無意識の範疇《ちゅう》だからです。ほかにも意外なところでクセは生まれています。

環境もその1つ。隣の席に嫌いな上司がいて、無意識に体を背けて座っているうちに**ねじれた姿勢になる**、パソコンの位置や机の高さが合っていないために**猫背になる**、なども気付かないクセの一種です。

メンタル面も影響します。心と体は連動しているため、落ち込んでいたり、自信がなかったりすると、**自然と背を丸めてうつむきがちに**。または緊張を強いられていれば、一見姿勢がよさそうでも、**背中が反る**

職業

片側ばかり使い腱鞘炎になることも

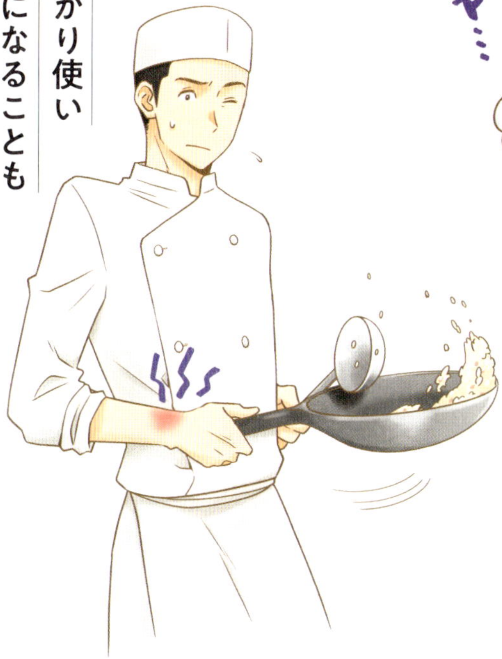

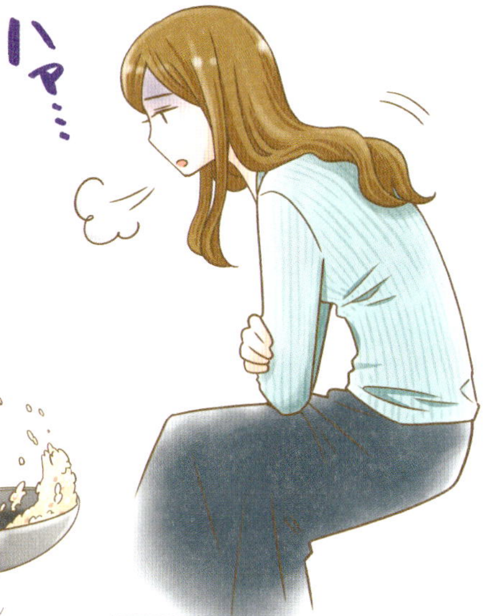

メンタル

自信がないと背中を丸めがちに…

ほどにまっすぐになって、背骨のキワが過剰に固まっていることも。このとき**呼吸も浅くなっている**はずです。心のクセが体のクセを作ってしまうのです。

職業による習慣もあります。料理人のように日常的にフライパンを振っていれば、**片方の腕や肩に負担が集中**。手の腱鞘炎もその結果と言えるでしょう。車を長時間運転する人に腰痛が多いのも、**左右で足のつき方に差**があったり、**骨盤を後傾**させた運転姿勢だったり、ということも。

また、生まれ持った体質や体の形状がクセの原因になることもありますが、個性の範囲であれば問題視する必要はありません。**クセは誰にでもある**のです。それが個性や魅力になっているとも言えます。しかし、体のアンバランスを生じ、痛みや機能低下につながっているとしたら、それは放っておけない問題です。

本来の可動域を超えて
傷めてしまうことも…
柔らかければいいってわけじゃない

人間の特性③

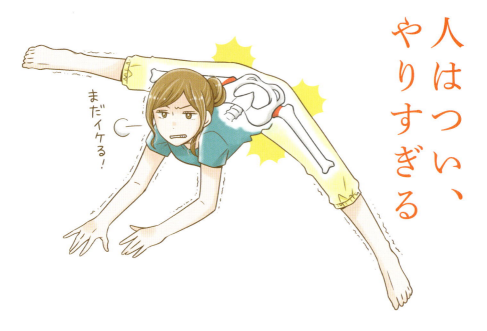

人はつい、やりすぎる

もう1つ、よいと思っていた行為が、実は間違っていた、ということもあります。たとえばエクササイズに取り組む中で、筋肉痛になるまで鍛える、目標回数を超えるまで頑張る、痛みに耐えてやり続けるなど、「限界を超える」ことを目指す人がいますが、こうした「やりすぎ」も悪いクセを作る原因の1つです。

人間の体は、**正しい姿勢で正しく筋肉を使うことで、備わっている機能を最大限発揮できる**ようになっています。

ところが、腹筋の鍛えすぎで腰痛になってしまったり、ストレッチのしすぎで股関節の痛みを引き起こしてしまったりすることがあるのです。このように、**「やりすぎ」は全身のバランスを崩しかねません。**

その結果、体は崩れたバランスの状態に適応しようとしてアンバランスになり、その形で悪いクセを作ってしまうのです。

人間の特性④

適応能力が体を壊す

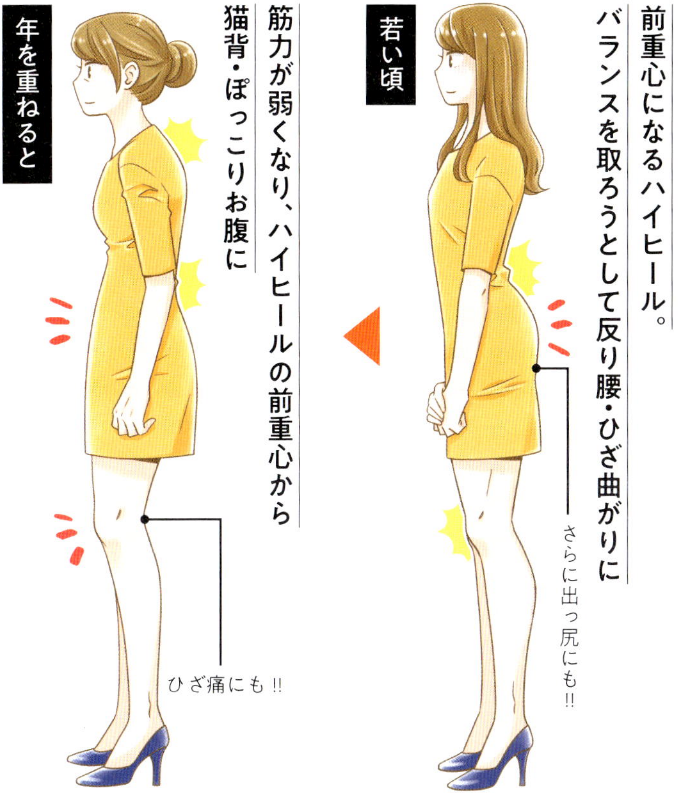
若い頃
前重心になるハイヒール。
バランスを取ろうとして反り腰・ひざ曲がりに
さらに出っ尻にも!!
年を重ねると
筋力が弱くなり、ハイヒールの前重心から
猫背・ぽっこりお腹に
ひざ痛にも!!

「体の悪いクセを直したい」と思っても、なかなか直せないのは、日常生活の中に潜むクセの原因に気付けなかったり、エクササイズをしても、そもそも正しい体の動かし方を理解していなかったりするからです。

しかも私たちの体には、驚くべき適応能力が備わっています。そのため、**悪いクセを作る環境や状況に適応しよう**として、無意識のうちに**ムリをしながらも体を支えてしまいます。**そして負担過多になれば別のところが補助し、代償しようとします。

しかし体にも耐久限度があります。早く正しい体の使い方やバランスに直さないと、いずれ壊れてしまうのです。

大事なのは、偏った筋肉や関節の使い方をしている悪いクセに早く気付き、正しい使い方をもう一度、体が覚え直すこと。そのためにも、**悪いクセをよいクセに変えていく、新たなクセづけ**が必要です。

クセが偏りを生み、痛みのサイクルに

スマホ首の痛みの連鎖

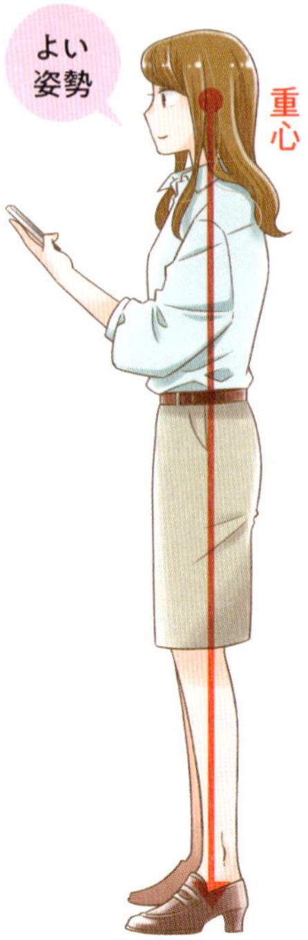
よい姿勢
重心

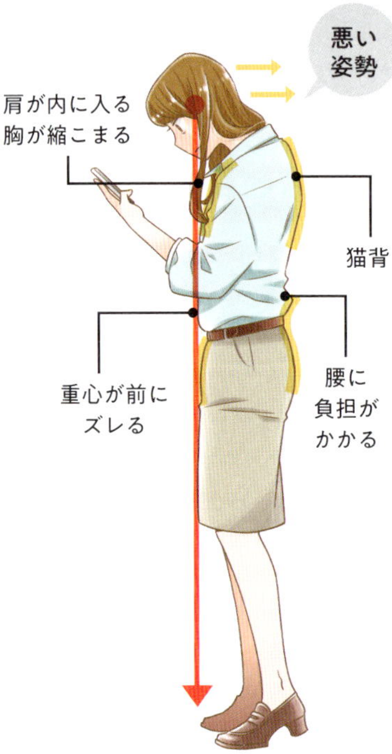
悪い姿勢
肩が内に入る
胸が縮こまる
猫背
重心が前にズレる
腰に負担がかかる

頭が前に出るから後ろに引っ張る力が働いて、首、肩の痛みに

さまざまな悪いクセが生まれる原因を挙げましたが、私たちが理想的な肉体を手に入れ、心身ともに健康であるためには、まず**自分のクセを知り、そのクセが痛みや不調のサイクルを作っていないかを知る**ことです。「クセ→アンバランス（偏り）を生み→痛みの発生→かばって適応→またアンバランス（偏り）を生み→痛みの発生」というメカニズムを理解すれば、痛みの原因にアプローチすることもできます。

悪いクセは、気付かないうちに正しい体の使い方を忘れさせてしまいます。本来、**主として使われる筋肉が使われないと、萎縮や硬化が起こり、その筋肉と対になって動く筋肉や、同じような働きをする筋肉にも緊張や筋力低下が現れ始めます。**これが続けば、全体のバランスを崩し、骨格のアライメント（主に骨・軟骨など関節の左右前後上下における配置）も崩れていきま

パソコン姿勢の痛みの連鎖

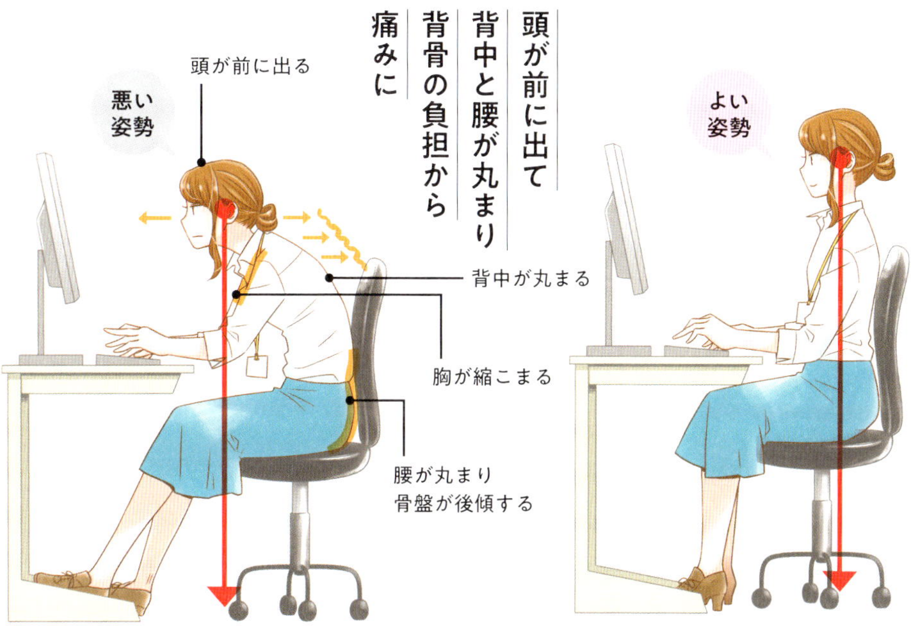
頭が前に出て
背中と腰が丸まり
背骨の負担から
痛みに
悪い姿勢
頭が前に出る
背中が丸まる
胸が縮こまる
腰が丸まり
骨盤が後傾する
よい姿勢

す。その状態で日常生活を送っていると、筋肉や関節（椎間板《ついかんばん》や半月板《はんげつばん》なども）を知らずに傷めることになってしまうのです。

スポーツなどでケガをすることは仕方のないこと。しかし、**その痛みをかばおうとして痛くない方の筋肉ばかりを使うと、偏って使っている筋肉に負担がかかり、そちらを傷めてしまうことも。**肩やひざの痛みで、片側だけに現れていた症状が反対側にも現れることも少なくありません。

クセや痛みをかばうことから生じる体全体の歪《ゆが》み・アンバランス。これらは、バランスよく回復・修復することが大切です。

私たちは、**人それぞれ適切な関節可動域やバランスを持っています。これを習得できるのが、ピラティスによる「動的エクササイズ」です。**アンバランスやムリな適応により痛みを生み出している負のサイクルを、ピラティスで改善していきましょう。

日常生活が
ラクになる
のが
ピラティス
です!!

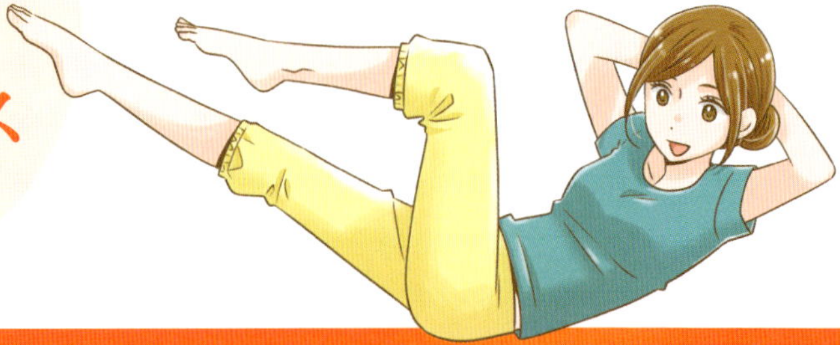

は日常的に
方を意識すること

ピラティスの考案者、ジョセフ・H・ピラティス氏は、幼年時代に喘息《ぜんそく》、リウマチ熱などに苦しみ、健康体を求めて多くのスポーツや身体訓練法を学び、体得しました。その結果、**「正しい運動で矯正すると、自分の体が正しく機能するようになり、身体的健康が生まれる」**と考えるコントロロジー（現在のピラティス・メソッド）を確立しました。

その土台には、クセなどで偏ってしまった筋肉も含め、**すべての筋肉を均一に発達させることで、個々の筋肉が調和し、本来の働きを取り戻していく**、という考えがあります。まるで小さなレンガを積んで大きな建物を造るように、小さな筋肉の発達が大きな筋肉の強化に役立つというものです。

また、**「血液循環」を促して新陳代謝を高める**ことを重要視し、**独自の「呼吸法」を開発**。さらに、私たちの若さを決める要素

体・頭・精神の調和がとれるのがピラティスです!!

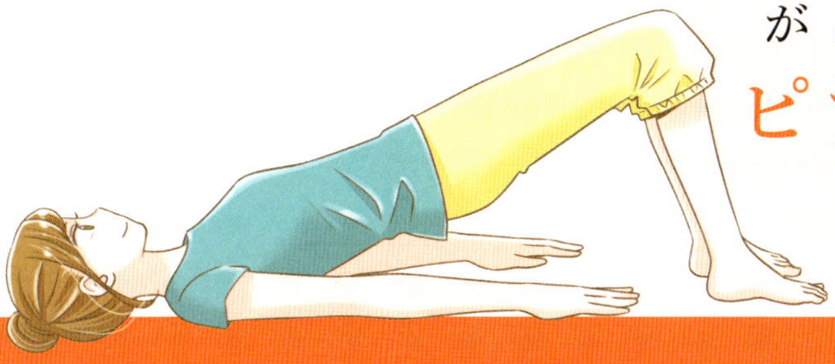

大事なの正しい体の使い

として**「背骨の柔軟性」にも注目**しました。
　ピラティス氏が目指したのは、日常生活の中で〝無意識に体が正しく動く〟レベルに達することでした。それはつまり、エクササイズを行っている最中の一時的なものではなく、歩いたり走ったりといった日常動作や、スポーツをしている最中のとっさの動きにおいても「正しい体の使い方」ができること。すなわち、**日常動作がそのままピラティスになるような体の使い方**です。
　このような体のコントロールが可能になると、**血流、呼吸、背骨が正常になり、体、頭、精神の調和が保たれ、すべての人が健康で幸せになる**とピラティス氏は説きました。これこそ彼が生涯にわたり、提唱したピラティス・メソッドの真髄です。彼の没後50年を経ても支持され続けるピラティスは、体の使い方を根本から見直し、改善し、健康に導くものと言えるでしょう。

ピラティスの哲学

ピラティスの発案者、ジョセフ・H・ピラティス氏は、
『*YOUR HEALTH*』と『*Return to Life*』の2冊の本を残しました。
この中から、本書の著者である石部美樹が、
レッスンでよく伝えていることをピックアップしてご紹介します。

ピラティスの言葉 ～『*Return to Life*』より～

「コントロロジーとは、体、頭、精神の完全な調和を目指すものである」

「コントロロジーを通じて、まず自分の体を完全にコントロールすることを覚え、そしてエクササイズを繰り返すことで、少しずつ、しかし着実に無意識の活動における自然なリズムと調和を身に付ける」

miki's talk

現在、「ピラティス」と呼ばれているエクササイズは、ジョセフ・H・ピラティス氏が考案した「コントロロジー」というメソッドのことを指します。

ピラティス氏が『Return to Life』で書いている通り、私自身いつも「体、頭、精神が調和していること」「体、頭、精神のどれかに振り回されず、自分でコントロールすること」を意識しています。

たとえば、あなたがインストラクターから毎日指導を受けていても、その指導に沿って体を動かしているだけでは、自分でコントロールしているとは言えません。

「自分の体は、自分自身で指導していく」

常に自分と対話し、その中で自分のクセに気付き、そのときの自分の状態を知り、本来の体の使い方に直していく。これがピラティスの真髄です。

エクササイズができたらおしまいではなく、エクササイズを通じて、自分の体と対話をしていくことが大切なのです。

たとえ思い通りに体を動かせていなくても、できない理由に気付いて、そこに意識を向けようとしていれば、それはピラティスと言えるでしょう。

正しい理解、正しい動きの訓練を日々積み重ねていくと、急な用事で椅子から立つときでも、自然と「スクワット（P.122）」の動きで美しく立てるようになれるもの。

思考と動きがつながり、無意識のうちにそうなっていくのです。

こうした「体、頭、精神の調和」を「無意識の自然なリズム」にしていく。これを続けていくことでスムーズに動けるようになり、日常動作がラクになっていきます。

出典：『CONTROLOGY ピラティス・メソッドの原点』（ジョセフ・H・ピラティス・著　川名昌代・翻訳／万来舎）

02

ニュートラルを感じて
姿勢を整える

体が持っているポテンシャルを十分に発揮するには、
正しい重心の取り方で骨と筋肉をはたらかせる必要があります。
そのためにも、さまざまな動きの土台となる
「ニュートラル」な姿勢を覚えましょう。

ピラティスで大事な**ポジション**とは？

姿勢やエクササイズの土台とも言える
正しいニュートラル・ポジションを覚えましょう。

日常動作も美しくするポジションを身に付けよう

ピラティスでは、骨盤、背骨、肩甲骨、首、肋骨が正しい位置にある状態を**「ニュートラル・ポジション」**と言います。4章で紹介するエクササイズの土台となる姿勢で、これが崩れていては先の動きが正しく行えません。ここではニュートラル・ポジションがすぐに取れるように練習しましょう。

まずは、骨盤だけを動かす、首だけを動かす、といった変化をゆっくりと加えていきます。それぞれの動きに対して、**「筋肉をどのくらい使えば、関節が動くのか」**といった感覚を覚えていきます。1つ1つの動きで多くの筋肉が緊張し合い、連動し合って働くことに気付けるでしょう。

人間は常に、筋肉の緊張を高めたり緩めたりしながら体を支えています。無意識に行っていることですが、言い替えれば、**日常生活すべてが筋肉運動だとも言えるのです。**ピラティスを深めていくと、普段の何気ない動作でも、筋肉や関節の動き、姿勢の維持が意識できるようになります。そして、**日常動作においても正しく筋肉を使うことができるようになり、立ち居振る舞いが美しくなっていきます。**

それでは、次ページからのさまざまなポジションを正しく取りながら、頭、肩、背骨、骨盤、ひざ、足の裏、腕がどの位置にあるかを、体感とともに覚えましょう。また、各部位の筋肉がどんなふうに使われているかも感じ取りながら覚えていきましょう。

背骨の感覚をつかもう！

ピラティスのポジションにおいて、軸となるのが背骨です。
正しく動かし、正しい姿勢を維持できるようになりましょう。

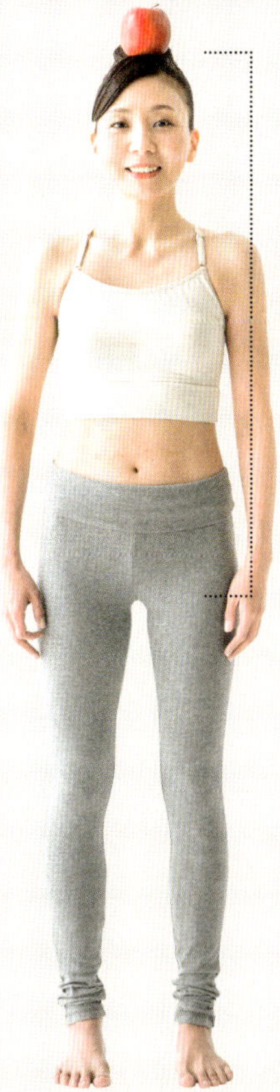

自然と背骨周りの筋肉を緊張させているから、姿勢をキープできている。

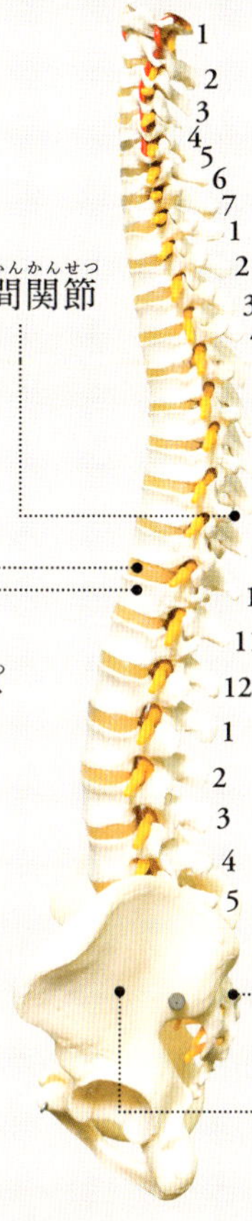

リンゴをのせて歩くときの背中の筋肉の感覚を覚えよう

頭の上にリンゴをのせて歩くと、背骨周りの筋肉を緊張させられます。これが正しい姿勢をキープするときの筋肉の使い方です。

椎間板の軟骨がクッションとなり背骨はしなやかに動く

背骨は、椎骨の間にある軟骨（椎間板）を伸び縮みさせながら小さな関節（椎間関節）で動きを作っています。柔軟に動かしましょう。

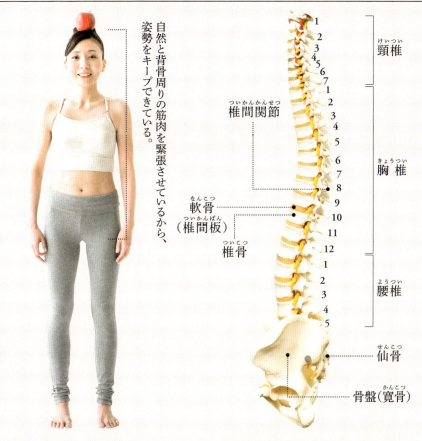

Pelvis

骨盤を感じてみよう

あおむけや座位で、力を抜いて、骨盤の位置を感じましょう。
そのまま前傾、後傾させて、骨盤の動きをを捉えましょう。

前傾

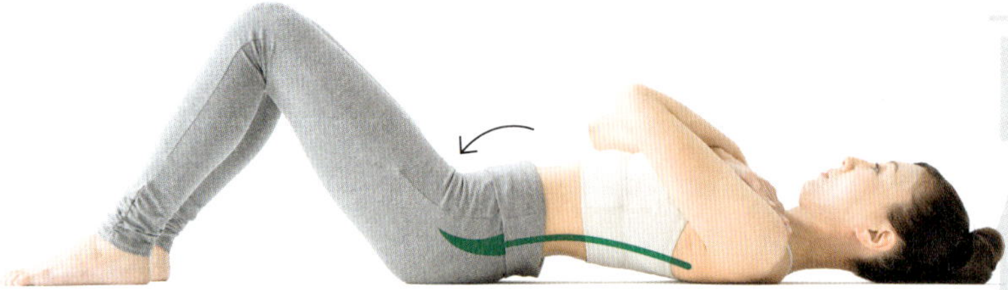

あおむけで骨盤を前傾させてみる

❶あおむけに寝て、ひざを曲げて、両手を胸の前でクロスします。❷腰を床から浮かせるように背中を反らし、下腹部（おへその下）を足の方に向けてみましょう。これが骨盤を前傾させる動きです。何度か行い、筋肉と骨盤の動きを感じてみましょう。

※腰に違和感のない範囲で行ってください。

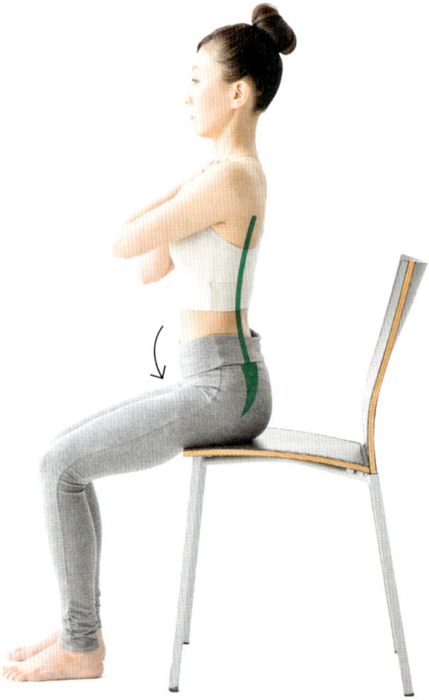

座って骨盤を前傾させてみる

❶椅子に浅く腰かけ、足の裏を床につけ、両手を胸の前でクロスします。❷お尻を後ろに突き出すように腰を反らし、下腹部（おへその下）を床の方に向けてみます。これが座った状態で骨盤を前傾させる動きです。何度か動かし、骨盤の動きを覚えましょう。

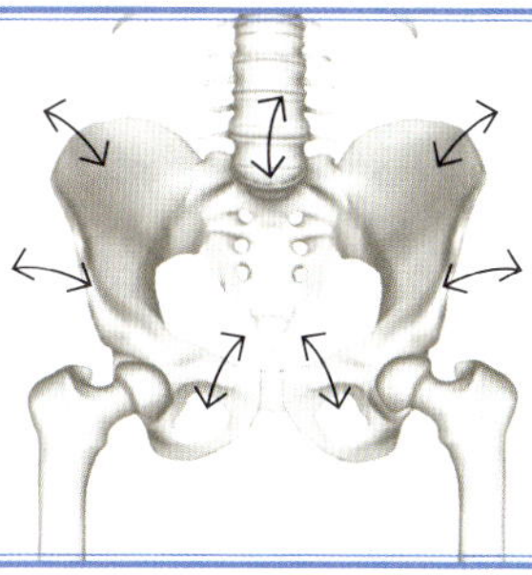

複雑な動きをする骨盤

骨盤は前後左右に動く骨です。斜めに傾けることもできます。ピラティスでは背骨を柔らかく動かすにあたり、骨盤が連動して動きます。骨盤が前傾すると背骨の反りが大きくなり、骨盤が後傾すると背骨が丸くなります。

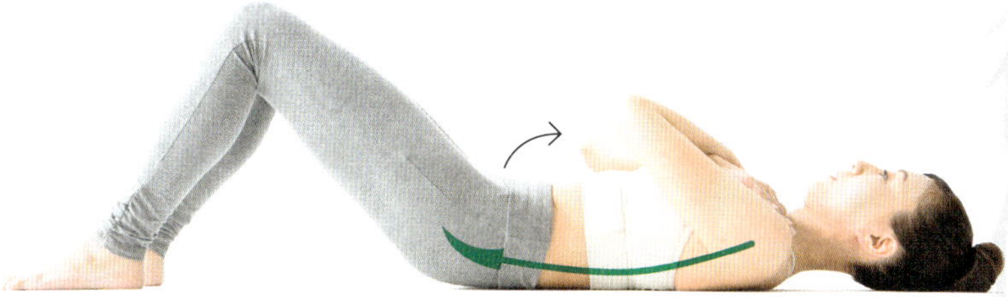

後傾

あおむけで骨盤を後傾させてみる

❶あおむけに寝て、ひざを曲げて、両手を胸の前でクロスします。❷腰の後ろを床に押し付けて背中を丸くし、軽くお尻を浮かせ、下腹部を顔の方へ（おへその方へ）向けます。これが、あおむけで骨盤を後傾させる動きです。何度か繰り返してみましょう。

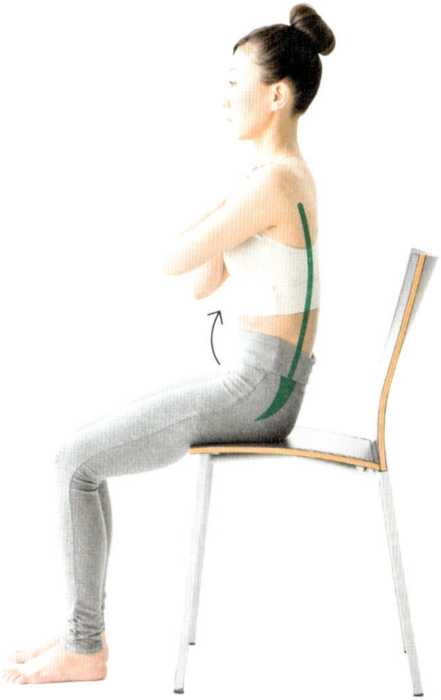

座って骨盤を後傾させてみる

❶椅子に浅く腰かけ、足の裏を床につけ、両手を胸の前でクロスします。❷お尻を前に滑らせるように腰を丸め、下腹部を顔の方に（おへそに近づけるように）してみます。これが座った状態で骨盤を後傾させる動きです。何度か繰り返してみましょう。

Rib Cage

胸郭《きょうかく》を感じてみよう

ピラティスの胸式呼吸(P.45)では、肺を覆う筋肉や胸郭(肋骨、胸椎、胸骨)を柔らかく動かせば動かすほど、酸素をたくさん取り込めます。

呼吸で胸郭を動かす

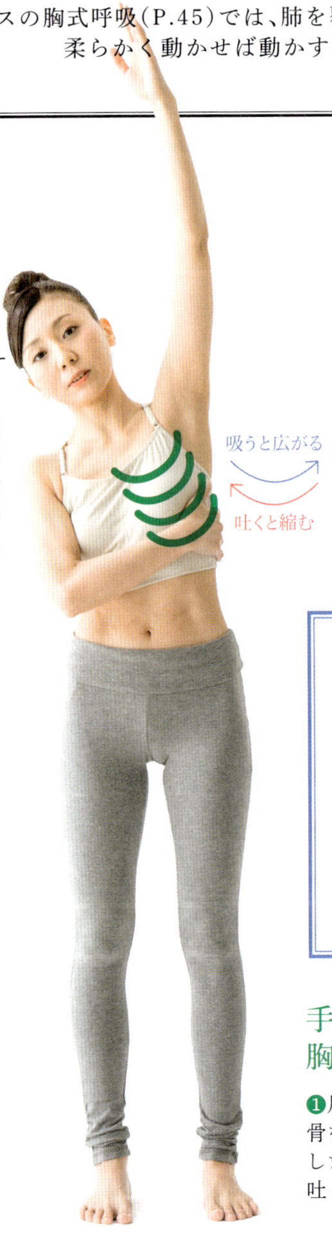

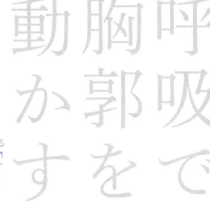

上げた腕と反対側に上半身を傾けると胸郭がわかりやすくなります。

肺がふくらむのは、筋肉や肋骨が広がるから

呼吸をすると肺がふくらみますが、それは肺自体がふくらんでいるのではなく、呼吸に関わる筋肉が、鎖骨や肩甲骨、肋骨などを動かすことで胸郭を広げ、その分、肺に空気が入ってくるのです。筋肉の動きが重要なのです。

手を上げて胸式呼吸をし、胸郭が動くのを感じる

❶片手を上げ、もう片方の手で上げた腕の下の肋骨を触ります。❷触ったまま胸式呼吸（P.45）をしましょう。息を吸ったとき肋骨が広がり、息を吐くと肋骨が縮むのを感じることができます。

肩甲骨を感じてみよう

肩甲骨を「広げる、寄せる」の状態を作りましょう。
肩甲骨の可動域がよくわかります。

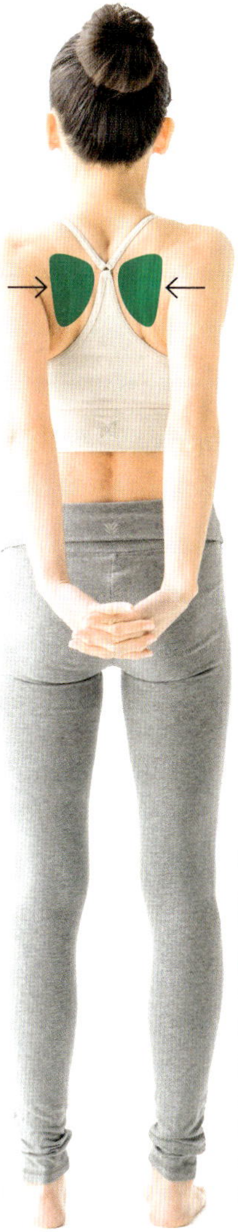

手を背中で組み、肩甲骨を寄せる

❶背中側で手を組みます。❷そのまま組んだ手を遠くに伸ばすと、左右の肩甲骨がギュッと寄ります。このときに連動して、胸の筋肉や肋骨の前側が広がるのを感じてみましょう。

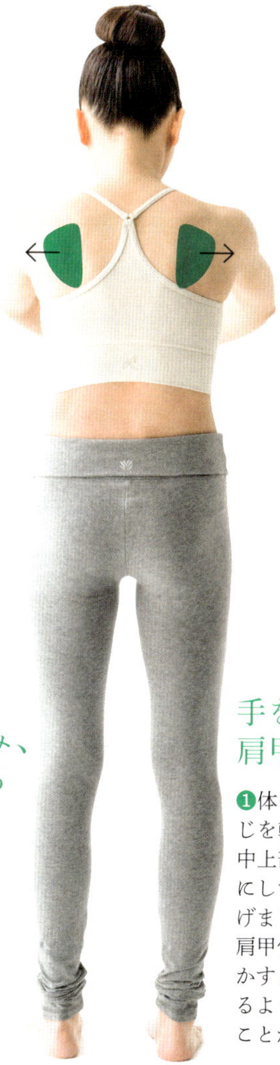

手を前で組み、肩甲骨を広げる

❶体の前で手を組み、ひじを軽く曲げます。❷背中上部を後ろに張るようにして肩甲骨を左右に広げましょう。この状態で肩甲骨をさらに外側に動かすと、横にスライドするように動くのを感じることができます。

首を感じてみよう

下の写真くらいの角度が最大可動域です。
曲げすぎに注意しましょう。

左右

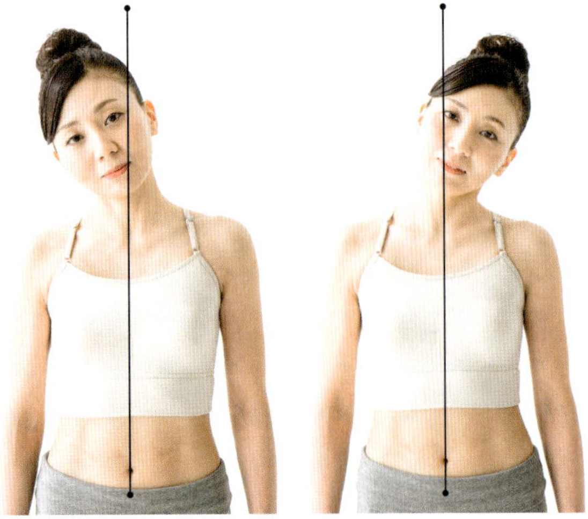

左右に倒す（側屈）

肩を動かさず、ゆっくりと首を真横に倒します。この首の動きは、背骨の骨と骨のすきまを左右に広げる動きです。じっくりと筋肉を伸ばしながら背骨を広げましょう。

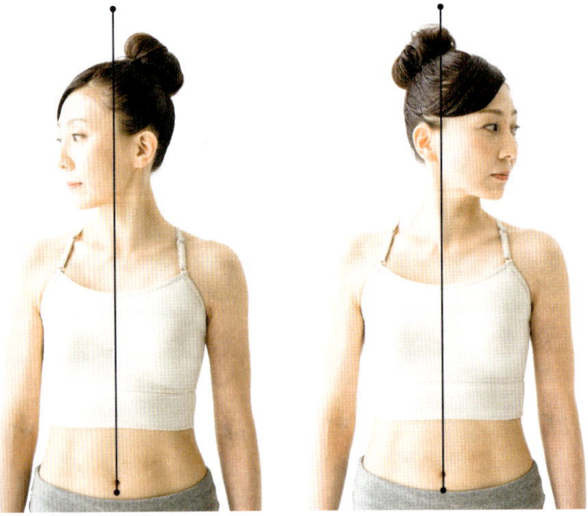

左右を向く（回旋）

肩と背骨の軸を動かさずに、ゆっくりと左右を向くように首をまわします。この動きは、背骨をねじる動きでもあります。背骨の軸をずらさずにこのねじる動きをすることで、首の筋肉、背骨周りの筋肉の緊張をほぐすことができます。

前後

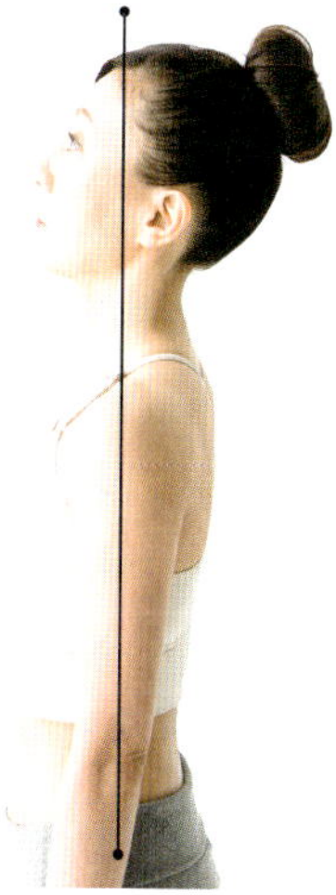

前後に倒す（屈曲・伸展）

肩を下げたまま、頭を前後に倒します。前に倒すときは、背骨の後ろ側の骨と骨のすきまが広がり、後ろに倒すときは、背骨の前側の骨と骨のすきまが広がります。筋肉の伸びと一緒に背骨の動きも感じましょう。

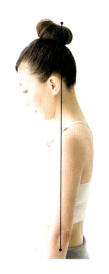

軸をイメージして前後に倒す

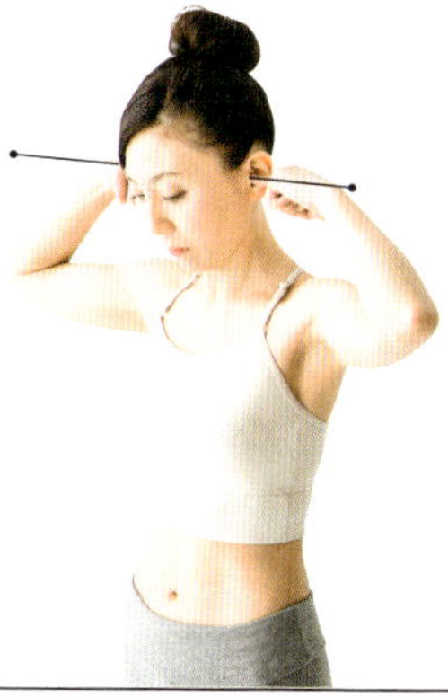

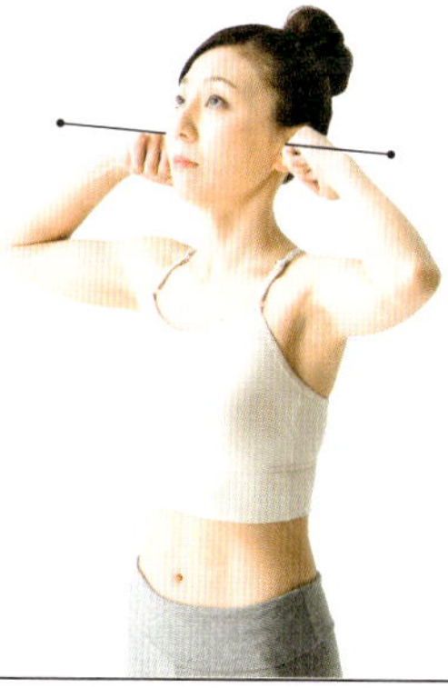

左右の耳に指を入れて軸を通すイメージで前後に倒すと、背骨を均等に広げて動かすことができます。首は、前後左右に加え、斜めにも回すようにも動かすことができるため、軸の意識で偏った動きになるのを防げます。

骨盤のニュートラル・ポジションとは？

ここからはピラティスで大事な「ニュートラル・ポジション」を覚えていきます。
普段どのような状態でいることが多いかもチェックしてみましょう。

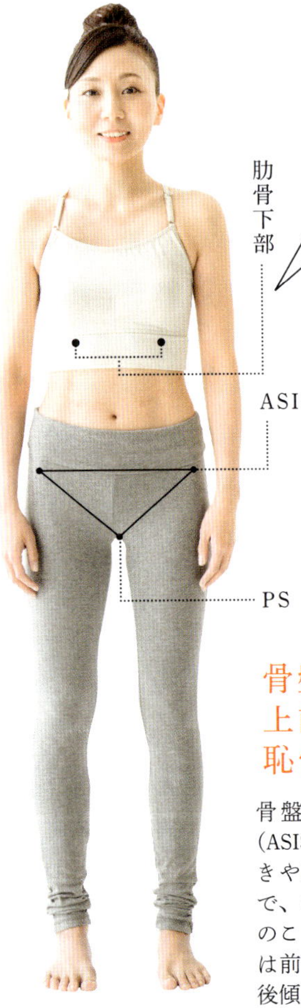

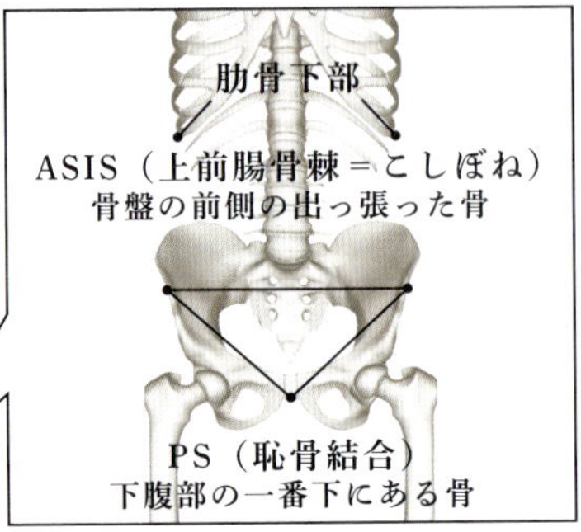

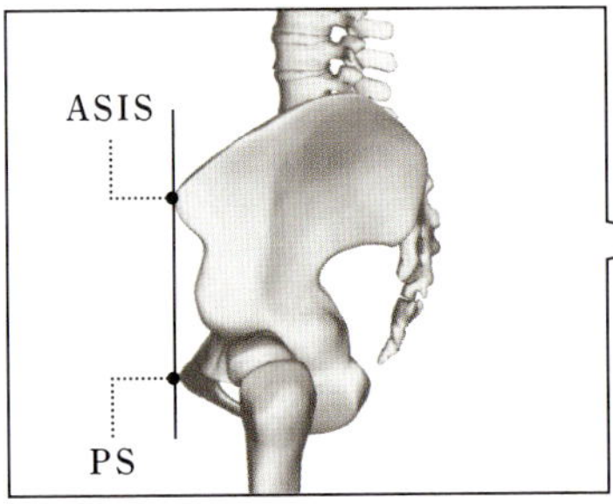

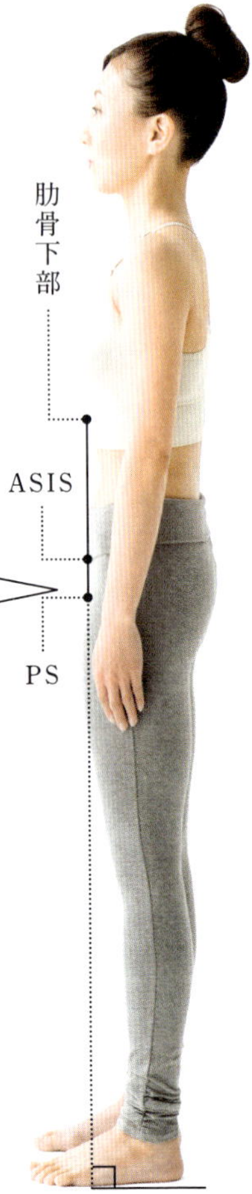

骨盤のニュートラルとは上前腸骨棘(ASIS)と恥骨結合(PS)位置が大切

骨盤のニュートラルとは、上《じょう》前《ぜん》腸《ちょう》骨《こつ》棘《きょく》(ASIS) と恥《ち》骨《こつ》結《けつ》合《ごう》(PS) が、立っているときや座っているときは床に対して垂直状態で、あおむけのときは床に対して平行な状態のこと。ASIS が PS より前に出ていたら骨盤は前傾、PS の方が前に出ていたら、骨盤は後傾しています。背骨の自然なカーブを保つには「骨盤のニュートラル・ポジション」を取れることが重要です。

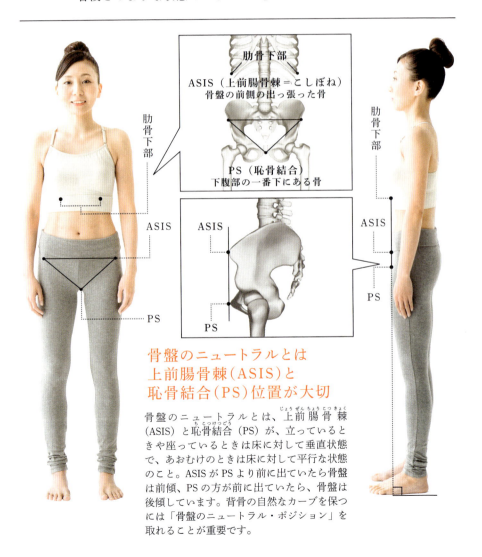

ニュートラル・ポジション 1 座位

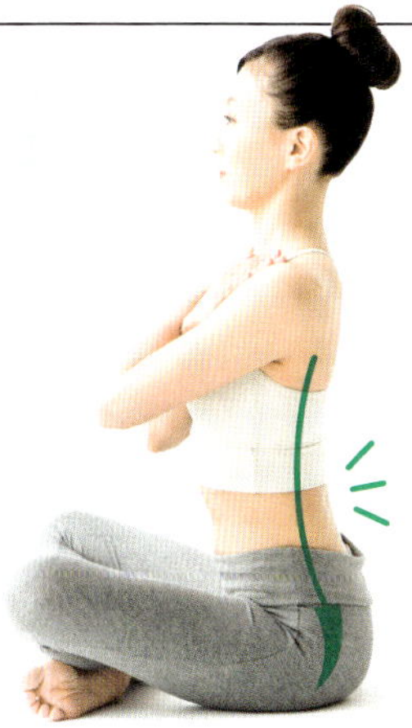

骨盤が前傾している

骨盤が前傾していると、反り腰になり、背中にムダな力が入ってしまいます。

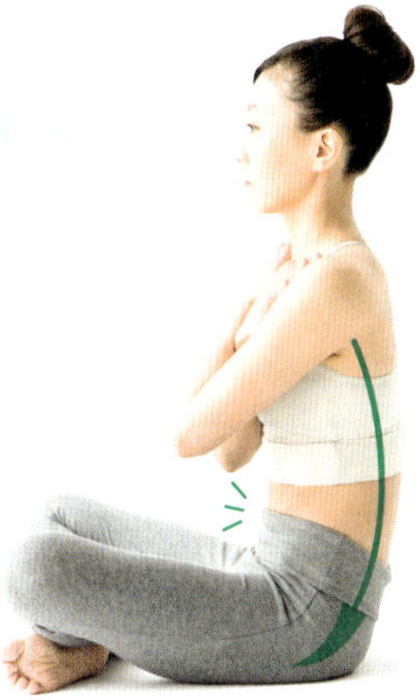

骨盤が後傾している

骨盤が後傾してしまうと、背中が丸まり、お腹にシワが寄ってしまいます。

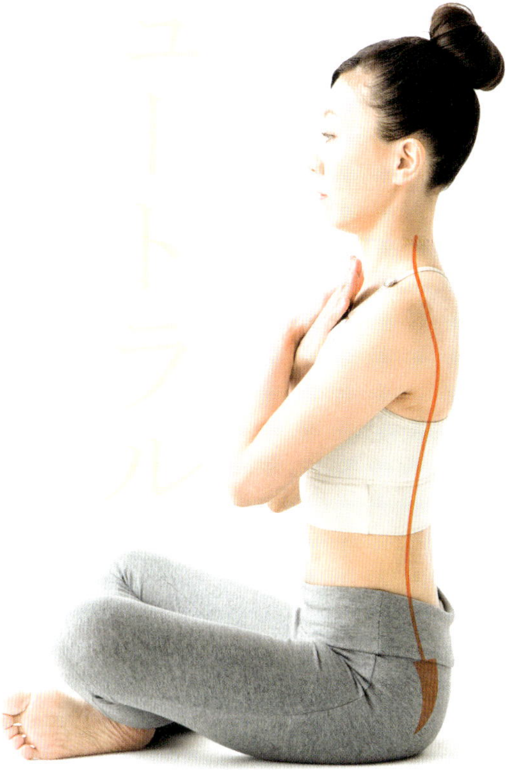

骨盤のニュートラル(P.36)で座り、耳、肩のラインもそろえる

座位のニュートラル・ポジションを作るには、骨盤のニュートラルで座り、肋骨下部とASISとPSをそろえましょう。上半身は耳、肩のラインもそろえます。写真では足はあぐらですが、長座、正座のときも同様に意識しましょう。

ニュートラル・
ポジション

2 よつばい

骨盤のニュートラル(P.36)で よつばいに。 耳、肩のラインもそろえる

手首を肩の下、ひざを足の付け根の下に置きます。あおむけでの骨盤のニュートラル(P.36)と同様に、ASISとPSのラインを床と平行にして、肋骨下部も同ラインにそろえましょう。耳、肩のラインもそろえると、写真のように軸が一直線にそろいます。

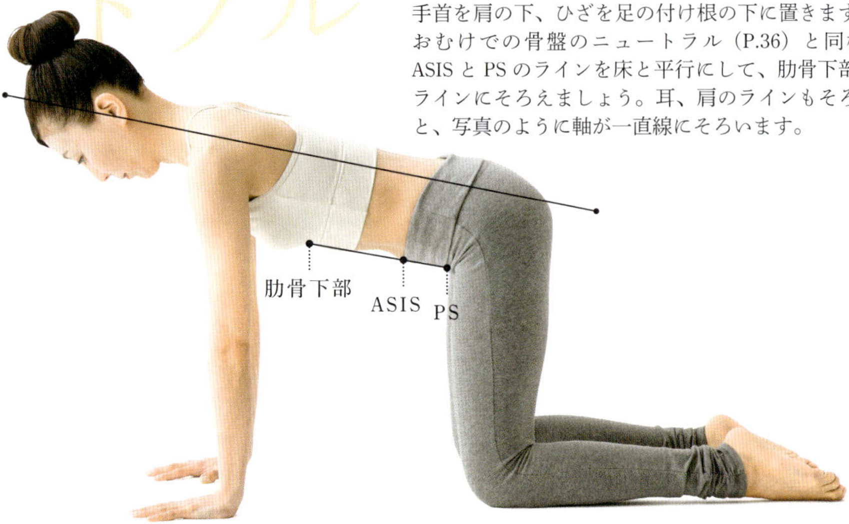

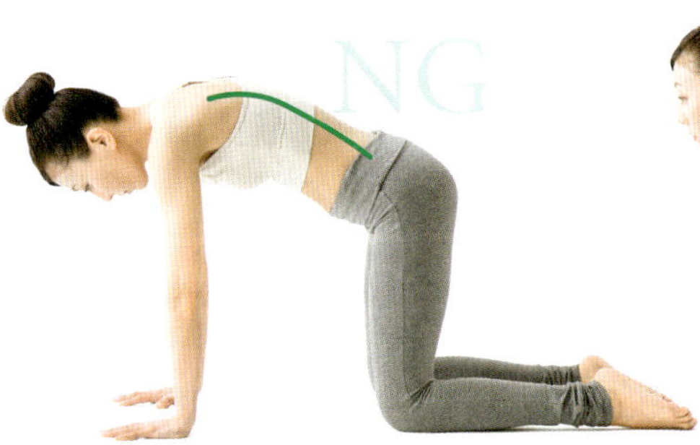

背中が丸まっている

ニュートラル・ポジションに対して、耳、肩のラインや肋骨下部とASISとPSの位置も崩れて、背中上部が丸まっている状態。

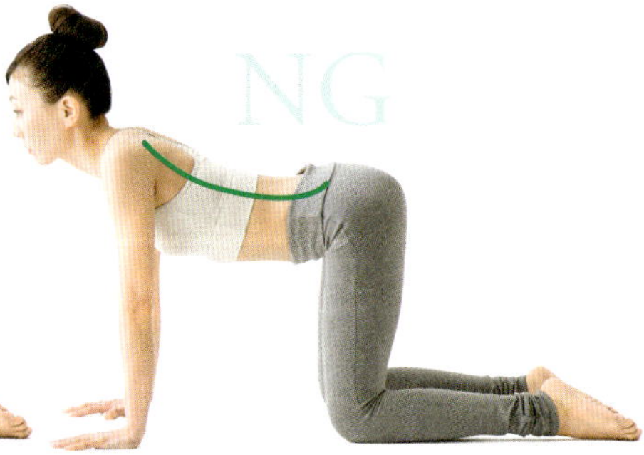

背中が反りすぎている

ニュートラル・ポジションに対して、骨盤が前傾して肋骨下部もそろっていないので、背中が反りすぎている状態。

ニュートラル・ポジション 3 あおむけ

ASISとPSを平行にして骨盤のニュートラル(P.36)で寝る

あおむけの状態では骨盤をニュートラルにして、肋骨下部とASISとPSを平行にそろえることが基本ポジションとなります。写真ではひざを曲げていますが、ひざを伸ばした寝姿勢でも同様に意識しましょう。

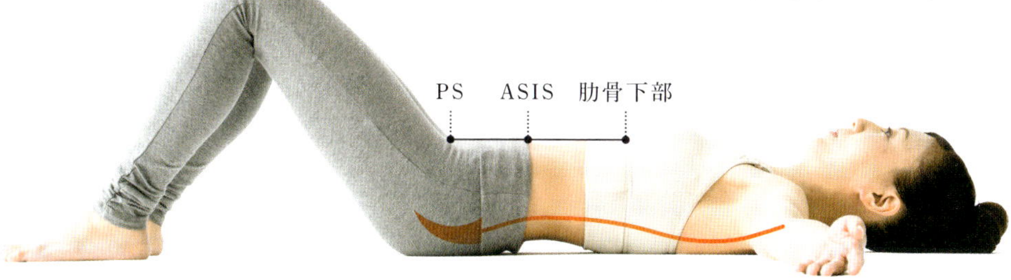

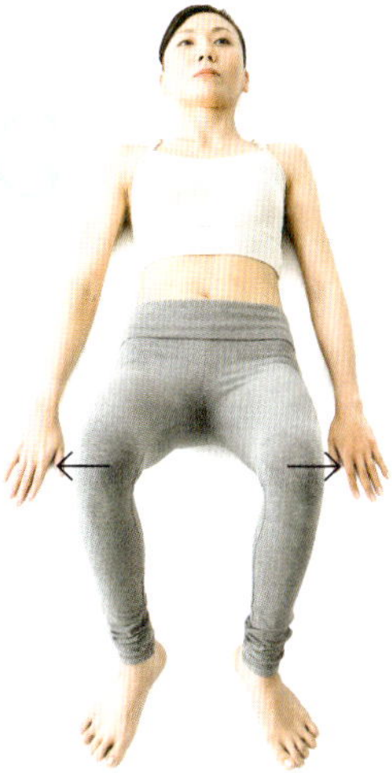

ひざが開いている

足とひざの内側はこぶし1つ分くらい開いて平行に。足やひざが開かないようにしましょう。

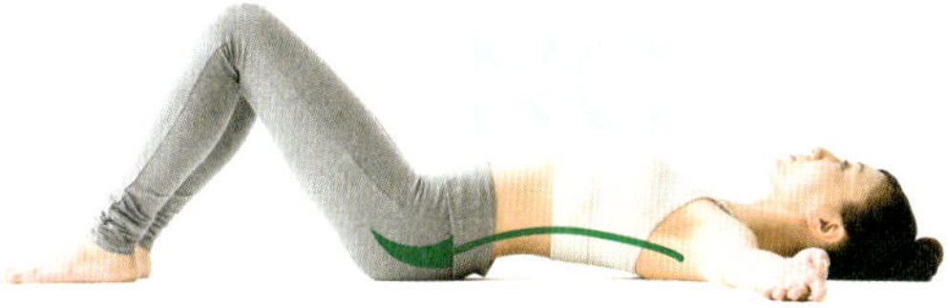

骨盤が前傾している

ニュートラル・ポジションに対して、反り腰になると骨盤は前傾します。骨盤が前傾すると、腹筋が抜けて、背中に余計な力が入ってしまいます。

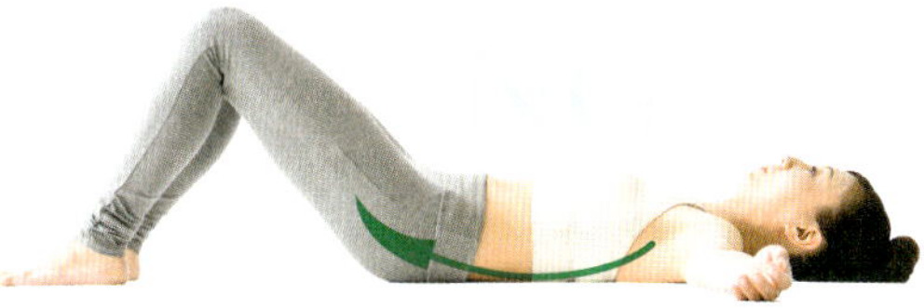

骨盤が後傾している

ニュートラル・ポジションに対して、骨盤が後傾すると、腰がべったりと床につきます。背中が丸くなり、床を押すような余計な力が加わります。

ニュートラル・
ポジション

4 うつぶせ

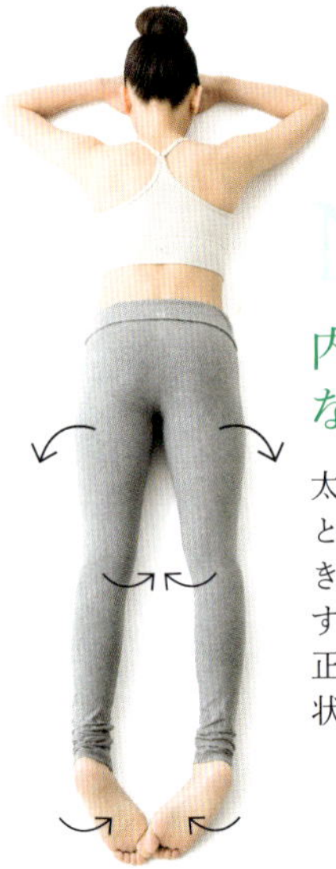

NG

内股になっている

太ももが外側に開くと、ひざが内側を向き、内股になります。下半身の筋肉が正しく使えていない状態です。

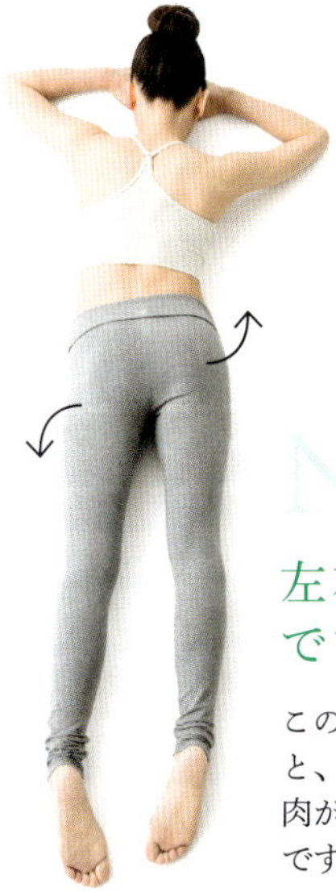

NG

左右差ができている

このポジションだと、左右対称に筋肉が使えない状態です。

ニュートラル

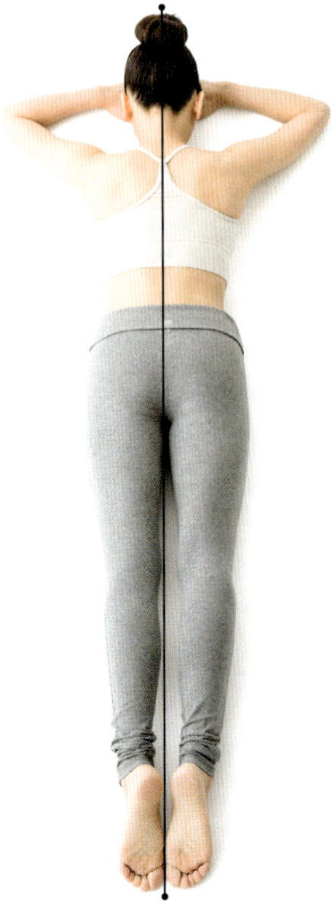

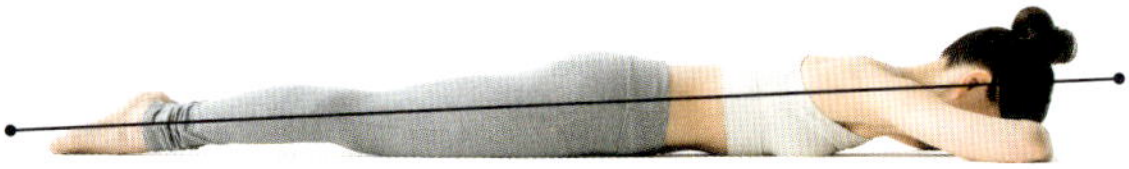

おでこ、胸、太ももの前側に均等に体重をかけ、お腹を引き込む

頭から両足先までまっすぐにして、うつぶせで寝ます。うつぶせは腰が反って骨盤が前傾しやすいため、お腹は床から引き上げるようにして、PS（恥骨結合）に重心を置き、安定させましょう。腕を頭の方や体側に伸ばしていても同様に意識しましょう。

ニュートラル・ポジション 5 横向き

肩、骨盤のラインをそろえて頭から足先までの軸を安定

体の片方の側面に均等に体重をかけて横向きに寝ます。肩と骨盤は縦（上下）に積み重ねるようにそろえ、骨盤は立っているときと同じようにニュートラルを意識しましょう。床面のわき腹も引き上げた状態に。腕の位置によって首に負担を感じる場合は、頭の下にタオルを挟むと安定します。

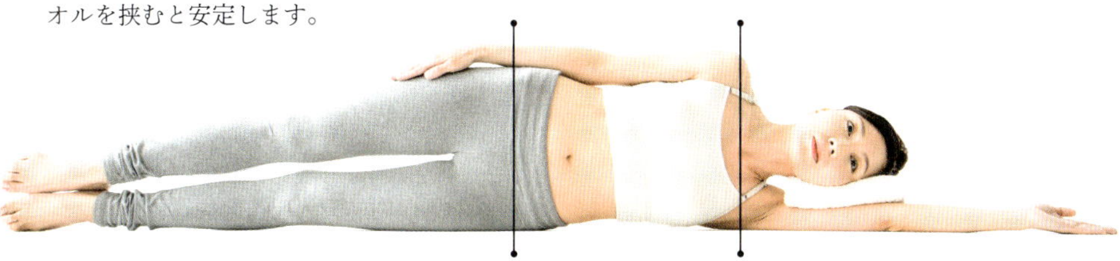

骨盤（ASIS）の高さが違っている

ニュートラルに対して、上のわき腹が縮んで、足の長さにも偏りが出ています。

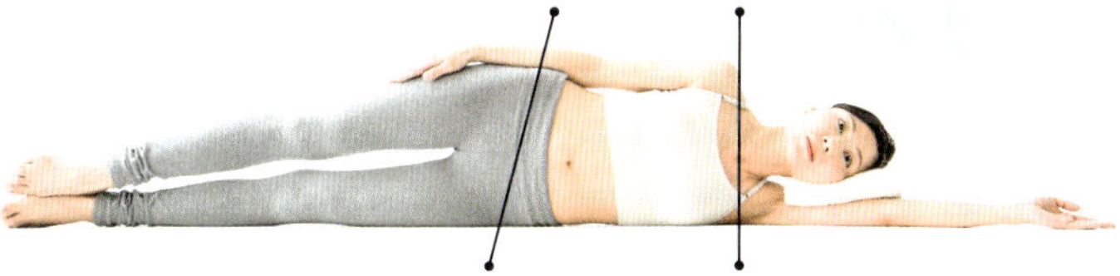

体がねじれている

ニュートラルに対して、骨盤の上部が前にかぶさるように傾くと、体が前にねじれてしまいます。

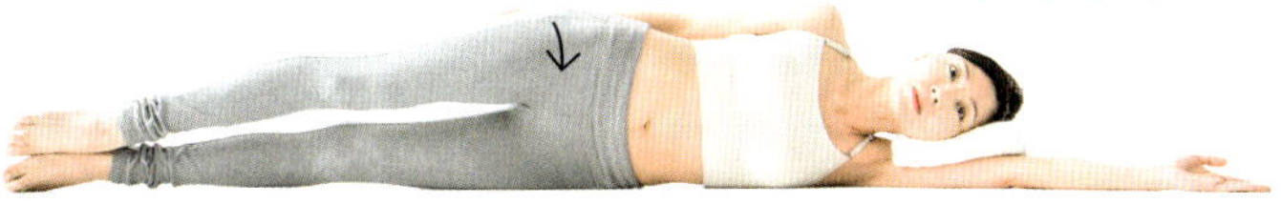

ピラティスの哲学

P.26に続き、ジョセフ・H・ピラティス氏の著書から、2つの言葉をご紹介します。

ピラティスの言葉 〜『*Return To Life*』より〜

「呼吸は人生最初の行動であり、最後の行動でもある。
私たちの命そのものが、呼吸にかかっているのだ」

「本当の年齢は、生きている長さや自分がどう感じていると
思うかではなく、むしろじつは生涯を通じて
脊柱の自然な柔軟性の程度で決まるのだと証明する」

miki's talk

「体、頭、精神の調和」は呼吸でつながると、私は意識しています。

・ゆったりとリラックスしているとき、呼吸は深くゆっくりになります。

・焦っているとき、緊張しているとき、呼吸は浅く速くなります。

たとえば、エクササイズがつらい、きついと感じていればそのことで頭がいっぱいになり、呼吸は浅く頻回になって動きも速くなるでしょう。一方で、呼吸と体の動きが乱れて調和がとれなければ、心に焦りが生じます。つまりこれらの状態では、エクササイズの動きにまで意識が届きません。

呼吸が速くなっていることに気付いたら、ゆっくりとした呼吸に戻しつつ、動きに意識を集中してみます。すると動きに呼吸のタイミングが合うようになり、次第に気持ちが落ち着いていくのを感じられるはずです。思いが暴走して速くなった呼吸を意識的にコントロールすることで、動きに意識が集中するようになり、頭と精神を元に戻すことができるのです。ピラティスのエクササイズと呼吸がセットになっている理由は、呼吸が、体、頭、精神の調和を保ち、自分をコントロールする「橋渡し役」になるからです。

ジョセフ・H・ピラティス氏は、「背骨（脊柱）の柔らかさが、その人の肉体年齢だ」と言っていますが、ピラティスを教えていて感じるのは、「肉体年齢こそ、その人の本当の年齢だ」ということです。

猫が高いところから落ちても平気なのは、柔らかい背骨がクッションのはたらきをしているから。人間も柔らかい背骨であれば、背骨のクッションが衝撃を吸収し、背骨の間を通る血液や神経の流れをよい状態に保ちます。それはすなわち、肉体の若さにつながるのです。ピラティスのエクササイズで「背骨を感じること」が重要なのは、そのためだと言えるでしょう。

出典：『CONTROLOGY ピラティス・メソッドの原点』（ジョセフ・H・ピラティス・著　川名昌代・翻訳／万来舎）

03

すべては正しい呼吸から始まる
～ピラティスの呼吸～

ピラティスのエクササイズは、呼吸に沿って行います。
呼吸と連動させることで、動きの流れを作っていくのです。
また、呼吸そのものが筋肉運動という側面もあります。
ここでは、ピラティスの呼吸について学びましょう。

ピラティスで大事な 呼吸とは？

ピラティスで行う呼吸は、胸郭をふくらませる筋肉運動であり、
おへそを引き込んでお腹をへこませる体幹運動でもあります。

胸式呼吸で体は元気になり、体幹も鍛えられる！

ピラティスで行う呼吸は、鼻から吸って口から吐く胸式呼吸です。具体的には、呼吸筋（肺の周りの筋肉群）を使って胸郭（左図）を最大限にふくらませ、**肺に限界まで空気を入れたら今度は絞り出すように吐く**というもの。このとき、おへそを内側に引き込んでお腹を薄くし、薄くなったお腹にコルセットを巻くイメージで固定。**お腹は固めたまま、胸郭は最大限ふくらませるという「呼吸による筋肉運動」**を行います。ピラティスではこの呼吸運動の上にエクササイズを重ねていきます。深い胸式呼吸で空気を体に取り込むと、血液に新鮮な酸素がたくさん取り込まれ、細胞も元気になっていきます。

ピラティスで大事な「コア（体幹／パワーハウス）」とは？

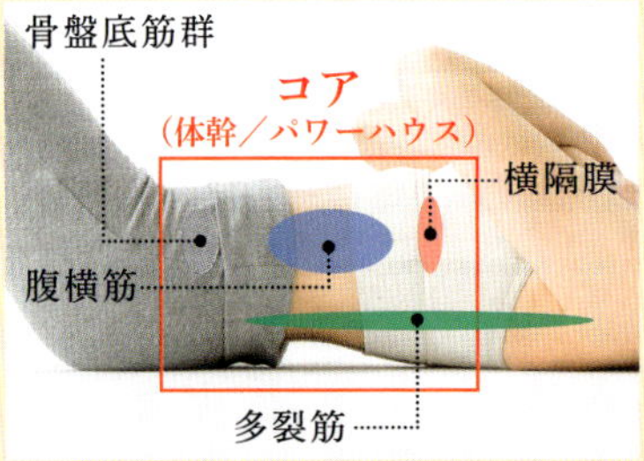

コアとは、前面は股関節から胸郭の下部まで、背面は骨盤の下部から胸郭下部までのこと。別名「体幹」「パワーハウス」とも呼ばれ、姿勢やあらゆる動きの土台となる部分です。コアをいつも正しい位置に安定させられるように、背骨、お腹、骨盤周辺の筋肉（左図）を意識する練習がピラティスにはたくさん盛り込まれています。胸式呼吸もその１つです。

胸式呼吸の感覚をつかもう！

吐 ＝ 胸郭 ＝ しぼむ

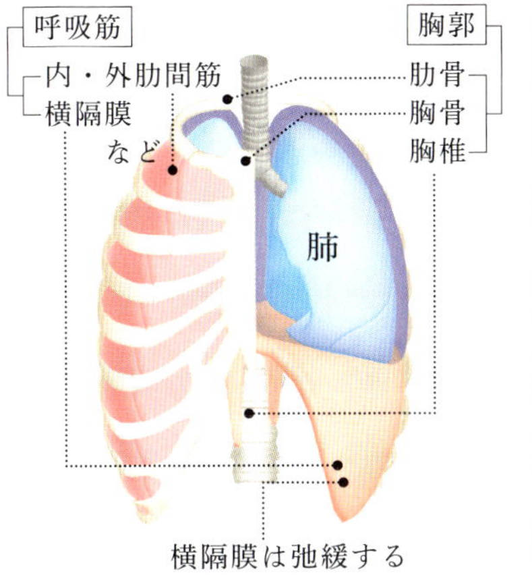
呼吸筋
内・外肋間筋
横隔膜
など
胸郭
肋骨
胸骨
胸椎
肺
横隔膜は弛緩する

吸 ＝ 胸郭 ＝ ふくらむ

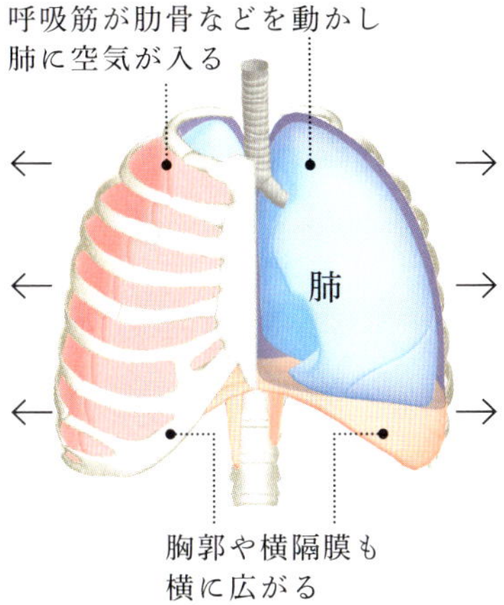
呼吸筋が肋骨などを動かし
肺に空気が入る
肺
胸郭や横隔膜も
横に広がる

胸郭の動きを感じよう！

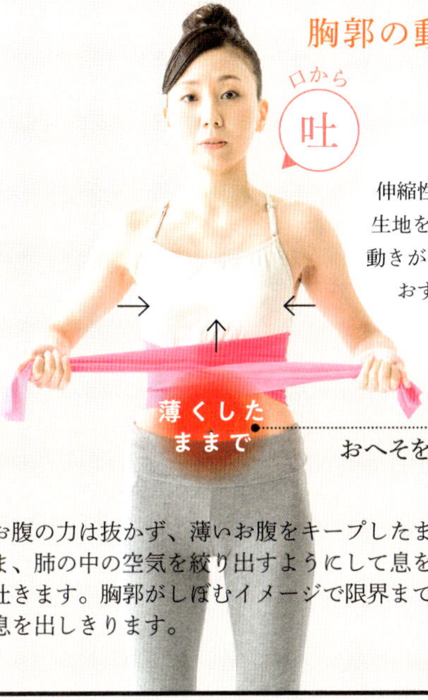
口から
吐
薄くした
ままで

伸縮性のあるゴムや
生地を巻いて行うと、
動きがわかりやすくて
おすすめです！

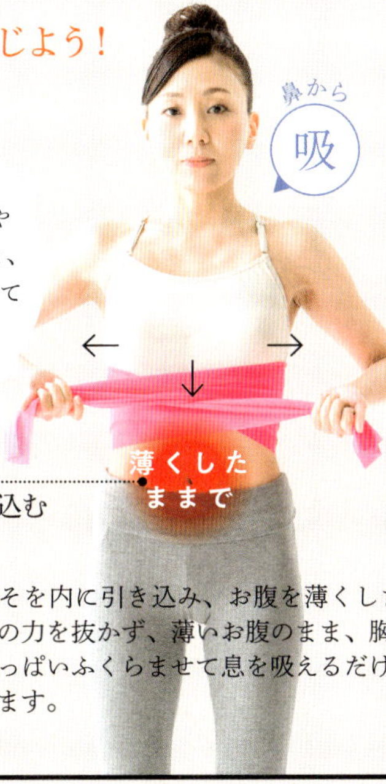
鼻から
吸
薄くした
ままで

おへそを内側に引き込む

お腹の力は抜かず、薄いお腹をキープしたまま、肺の中の空気を絞り出すようにして息を吐きます。胸郭がしぼむイメージで限界まで息を出しきります。

おへそを内に引き込み、お腹を薄くします。お腹の力を抜かず、薄いお腹のまま、胸郭をめいっぱいふくらませて息を吸えるだけ吸い込みます。

基本の呼吸をしてみよう［立って／座って］

立って

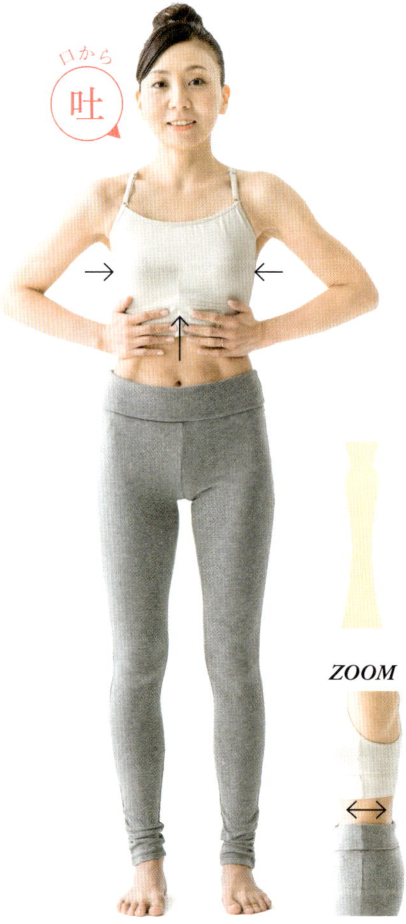

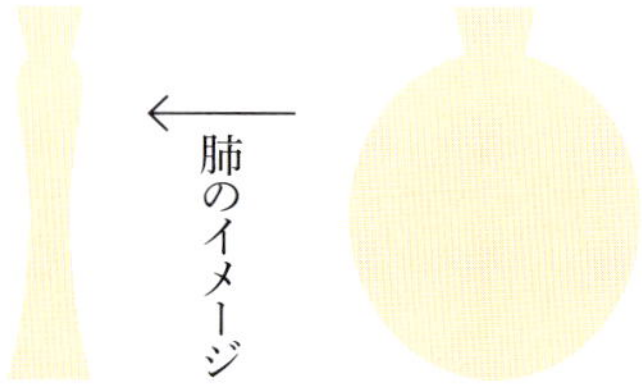

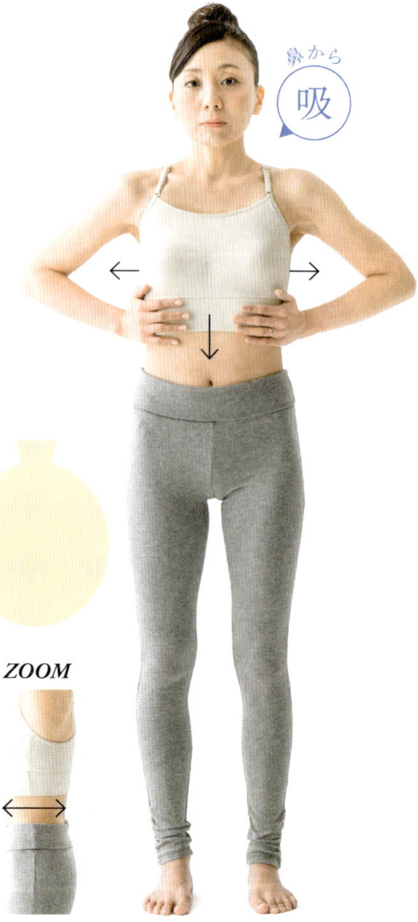

左右に広がった手が中央で近づく

吐くときは口からです。ふくらんだ風船をしぼませるイメージで、肺の中の空気をすべて出しきります。添えた手が中央で近づくほど、胸郭が小さくなるのがわかります。

肋骨に手を添えてふくらみを感じる

胸郭の動きを感じるために、肋骨に軽く手を添えて、これ以上吸えないという限界まで鼻から息を吸ってみましょう。肋骨周辺の筋肉が張り出してくるのがわかります。

エクササイズと連動させる呼吸を、
さまざまなポジションでできるようにしましょう。
ピラティスでは、呼吸も１つの筋肉運動です。

座って

【意識する筋肉】

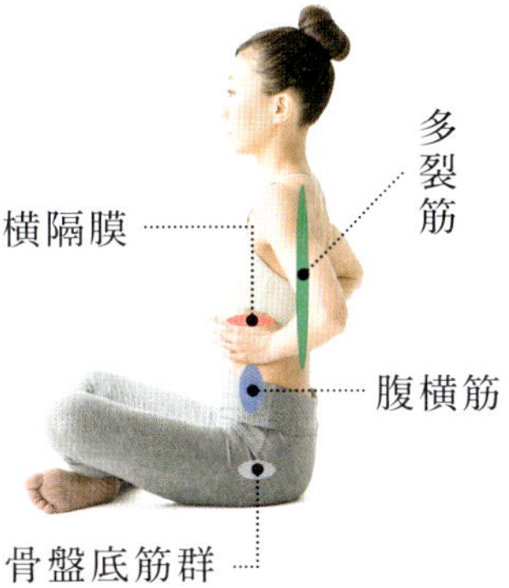

骨盤の下から内臓を支えている筋肉。

呼吸（筋肉運動）のポイント

1. 背骨のラインを保つ（多裂筋）
2. 吐く息でウエスト周りを引き締める（腹横筋、横隔膜）
3. おへそを後ろに引き込む（腹横筋、横隔膜）
4. 肛門や尿道を締めるイメージで、内臓を引き上げる（骨盤底筋群）

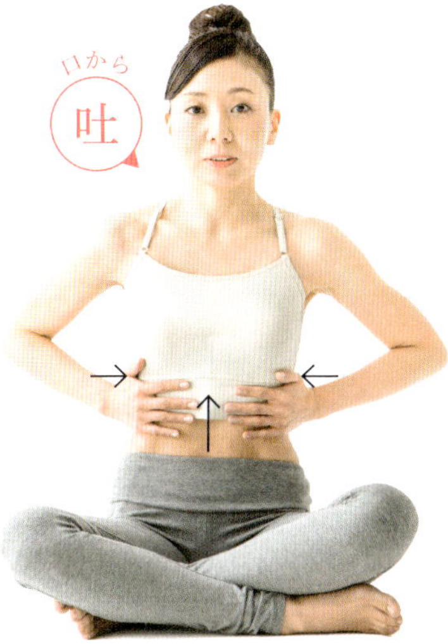

胸郭が小さくなっても背筋を崩さないで

口から息を吐ききるときも、背骨、お腹、骨盤周りの筋肉は緩めません。胸郭が小さくなっていくときに背中が丸くなりやすいので、姿勢を崩さないように注意します。

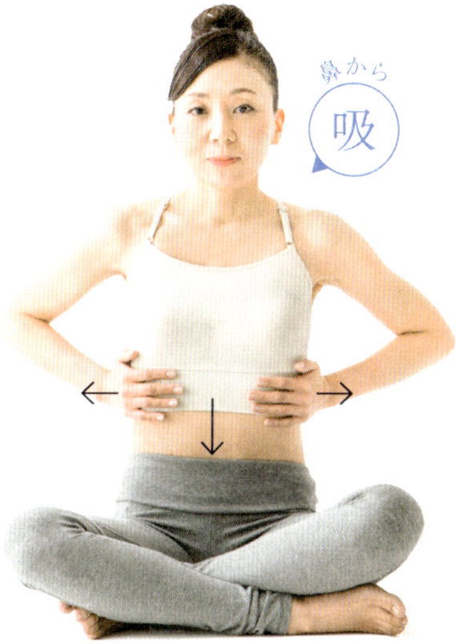

骨盤を立てたまま胸式呼吸をする

あぐらの姿勢で座り、肋骨に手を添えて、胸式呼吸で鼻から息を吸ってみましょう。姿勢が崩れないよう、背骨、お腹、骨盤周りの筋肉を緊張させたままで行います。

※筋肉の名称や位置はP.50～51に示しています。

基本の呼吸をしてみよう ［あおむけ／よつばい］

【意識する筋肉】

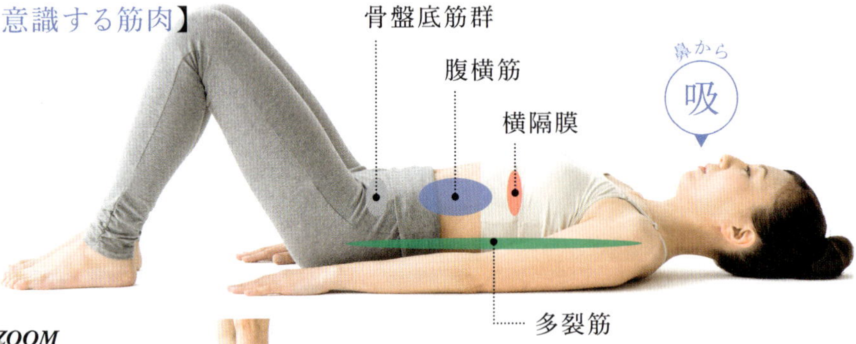

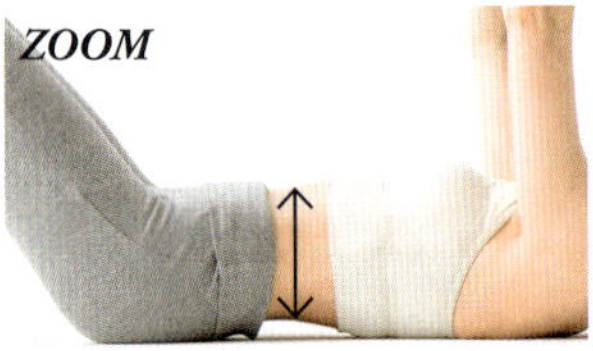

背中がふくらむのを感じて

あおむけのニュートラル・ポジション（P.39）で鼻から息をめいっぱい吸います。床に背中をつけているため、背中側がふくらんで床を押すように感じられます。

あおむけ

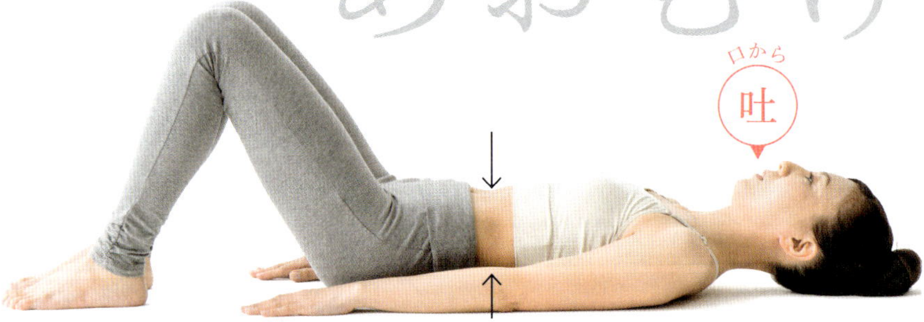

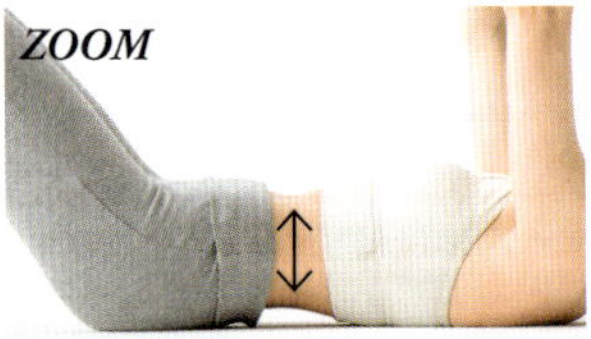

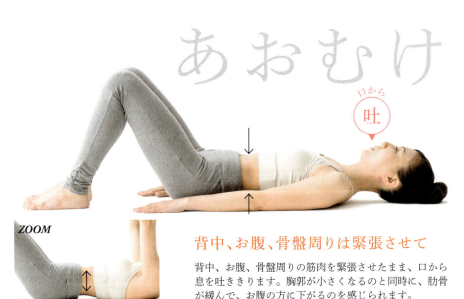

背中、お腹、骨盤周りは緊張させて

背中、お腹、骨盤周りの筋肉を緊張させたまま、口から息を吐ききります。胸郭が小さくなるのと同時に、肋骨が緩んで、お腹の方に下がるのを感じられます。

「あおむけ、よつばい」の姿勢で呼吸をしてみると、感じ方が変わります。
「立つ、座る」より重力の負荷が少なくなるので、動きを感じやすいでしょう。

【意識する筋肉】

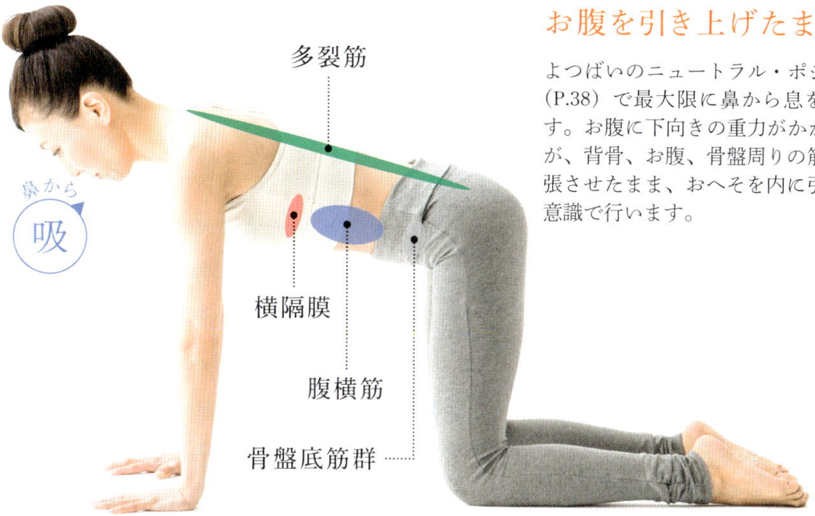

背骨のラインを崩さず、お腹を引き上げたままで

よつばいのニュートラル・ポジション（P.38）で最大限に鼻から息を吸います。お腹に下向きの重力がかかりますが、背骨、お腹、骨盤周りの筋肉は緊張させたまま、おへそを内に引き込む意識で行います。

よつばい

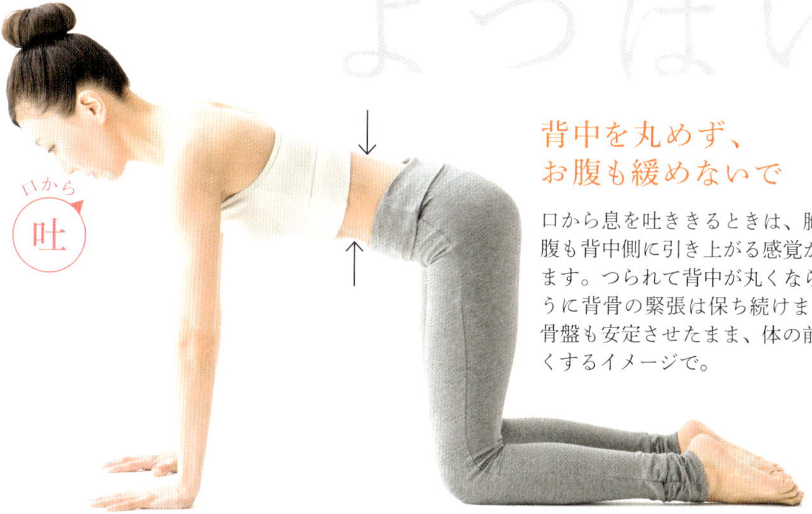

背中を丸めず、お腹も緩めないで

口から息を吐ききるときは、胸郭もお腹も背中側に引き上がる感覚が得られます。つられて背中が丸くならないように背骨の緊張は保ち続けましょう。骨盤も安定させたまま、体の前面を薄くするイメージで。

主な 筋肉の名前

《前》

ピラティスでは１つ１つの筋肉の動きを意識することが大切です。筋肉の名称や位置関係を覚えておきましょう。

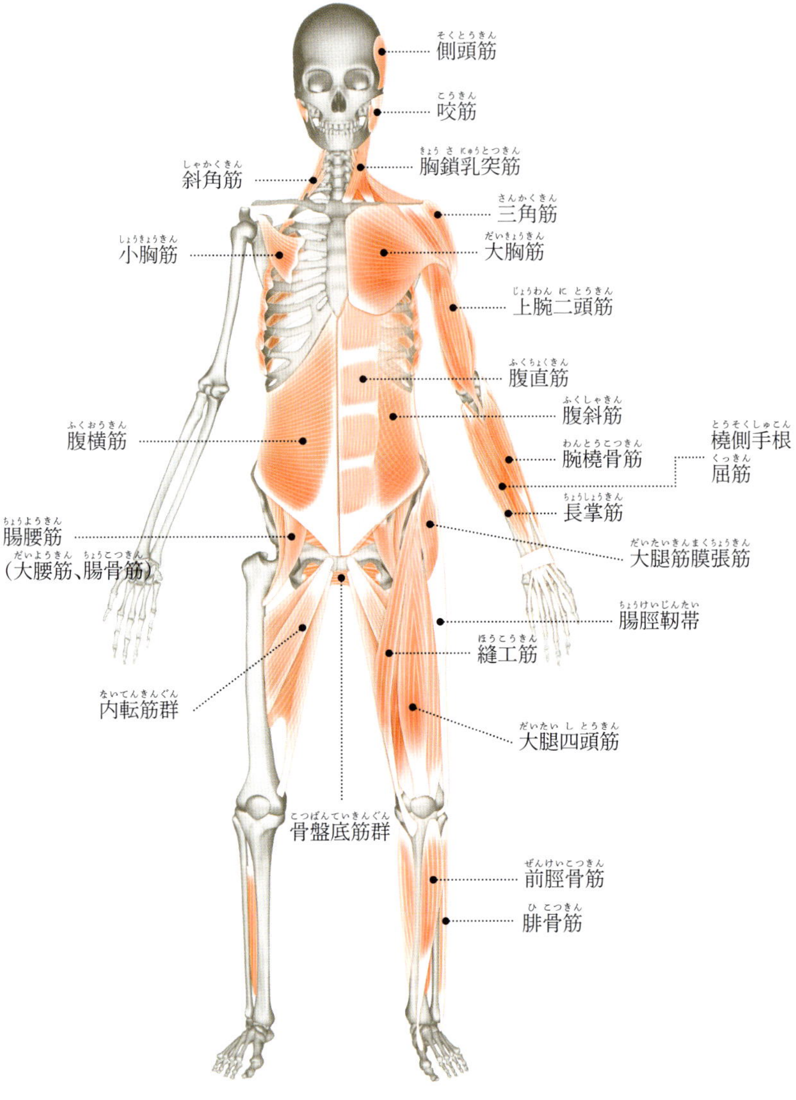

主な
筋肉の名前

《後ろ》

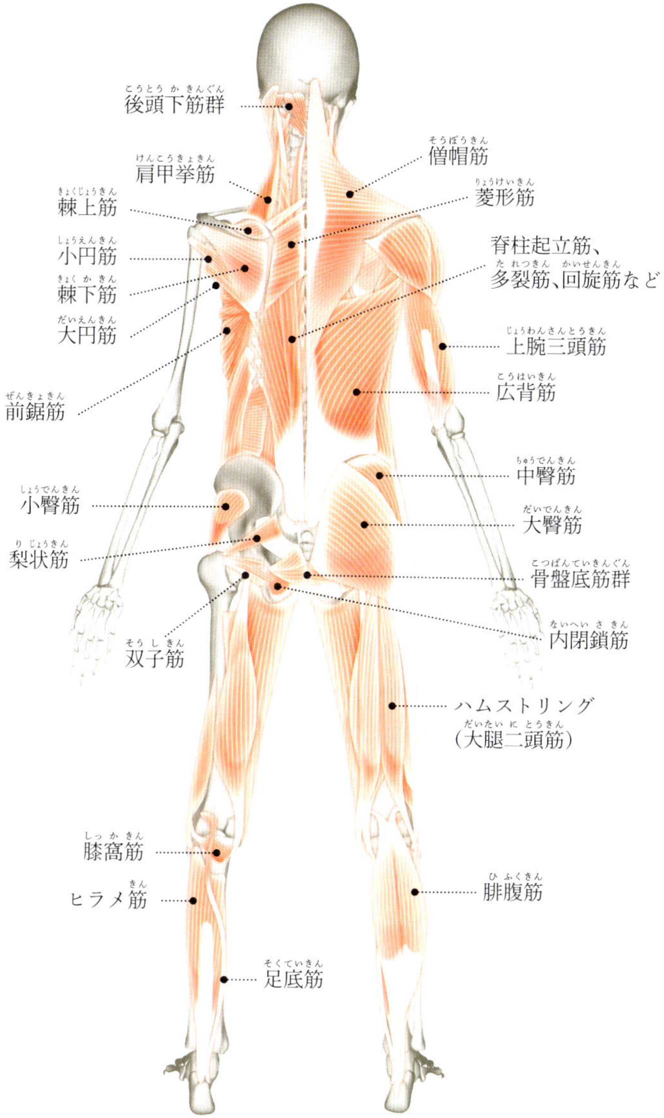
後頭下筋群《こうとうかきんぐん》
僧帽筋《そうぼうきん》
肩甲挙筋《けんこうきょきん》
菱形筋《りょうけいきん》
棘上筋《きょくじょうきん》
脊柱起立筋、
多裂筋《たれつきん》、回旋筋《かいせんきん》など
小円筋《しょうえんきん》
棘下筋《きょくかきん》
大円筋《だいえんきん》
上腕三頭筋《じょうわんさんとうきん》
広背筋《こうはいきん》
前鋸筋《ぜんきょきん》
中臀筋《ちゅうでんきん》
小臀筋《しょうでんきん》
大臀筋《だいでんきん》
梨状筋《りじょうきん》
骨盤底筋群《こつばんていきんぐん》
内閉鎖筋《ないへいさきん》
双子筋《そうしきん》
ハムストリング
(大腿二頭筋《だいたいにとうきん》)
膝窩筋《しっかきん》
ヒラメ筋《きん》
腓腹筋《ひふくきん》
足底筋《そくていきん》

主な骨の名前

ピラティスでは、骨の位置や関節の動きをイメージすることがあります。体を正確に把握するために名前を覚えましょう。

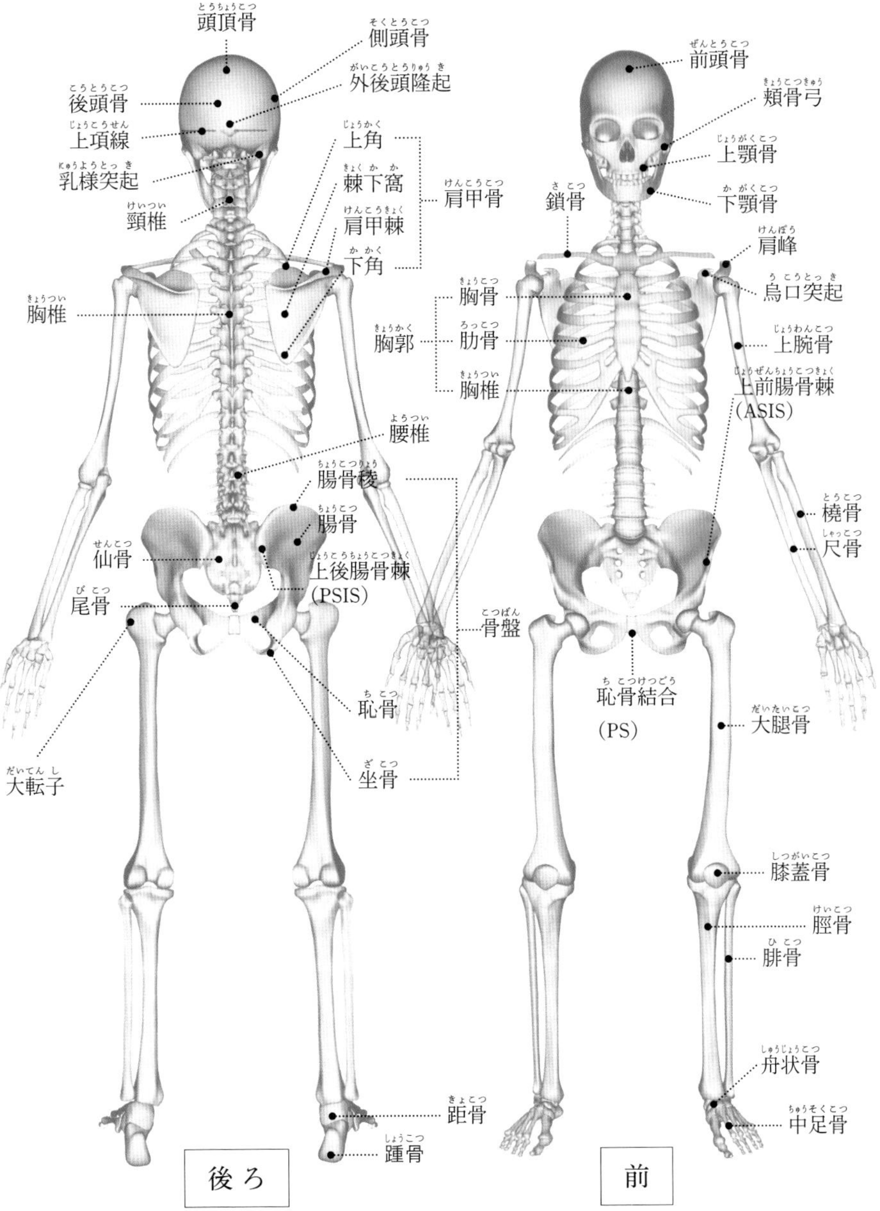

04

体が生まれ変わる目的別エクササイズ

痛みや不調を解消したい、美しいスタイルになりたいなど、
体のことが気になる人に、日々の習慣にしてほしいのが
ピラティスのエクササイズです。毎日少しずつでも続けることで、
体のことがよくわかるようになり、次第に変化が訪れます。

ピラティスで大事な

エロンゲーションとは？

ピラティスのエクササイズでは、背骨のエロンゲーションを常に意識します。ここでは、エロンゲーションの仕方を解説しましょう。

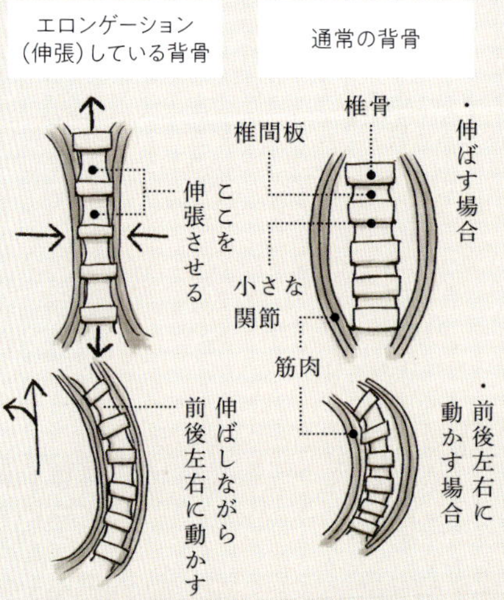

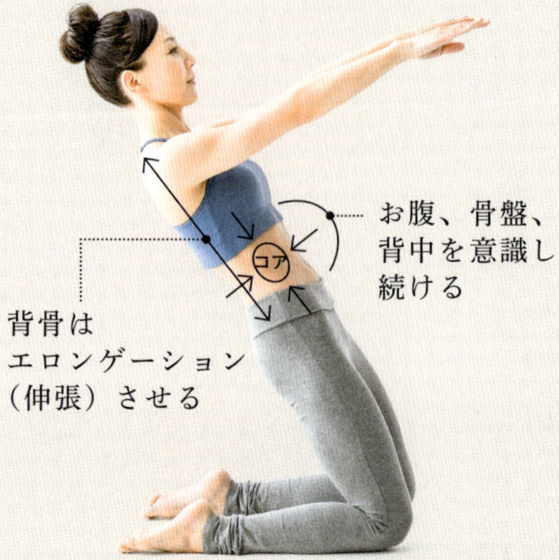
お腹、骨盤、背中を意識し続ける
コア
背骨はエロンゲーション（伸張）させる

ピラティスでは背骨を常に「伸張《しんちょう》」させる

背骨は、「椎骨《ついこつ》」という小さな骨が連なってできていて、椎骨と椎骨の間にある小さな関節と椎間板《ついかんばん》によって動きを生み出しています。この**椎骨の間を広げ、背骨自体を伸張させることを「背骨のエロンゲーション」と言います。**ピラティスでは、体のあらゆる関節をゆっくりと動かしたり、キープしたりして、動きを自在にコントロールすることを目指しますが、**背骨は常にエロンゲーション（伸張）させながら行います。**体の軸である背骨は、首、胴体、骨盤などの動きとつながりを持っているため、可動域を広げ、柔軟に動くようにすることが、全身の動きをよくすることにつながります。

エクササイズページの見方

エクササイズで意識してほしいこと

ピラティスは、ただ回数を行えばいい、というものではありません。1回目より2回目、2回目より3回目と、回数を重ねるごとに「気付き」を増やしていきましょう。
そして、正しく動けることと、そのときの感覚を覚えていきましょう。

- 気付きが増えること
- エクササイズの目的
- 呼吸に沿った動き
- 正しい動きができているか

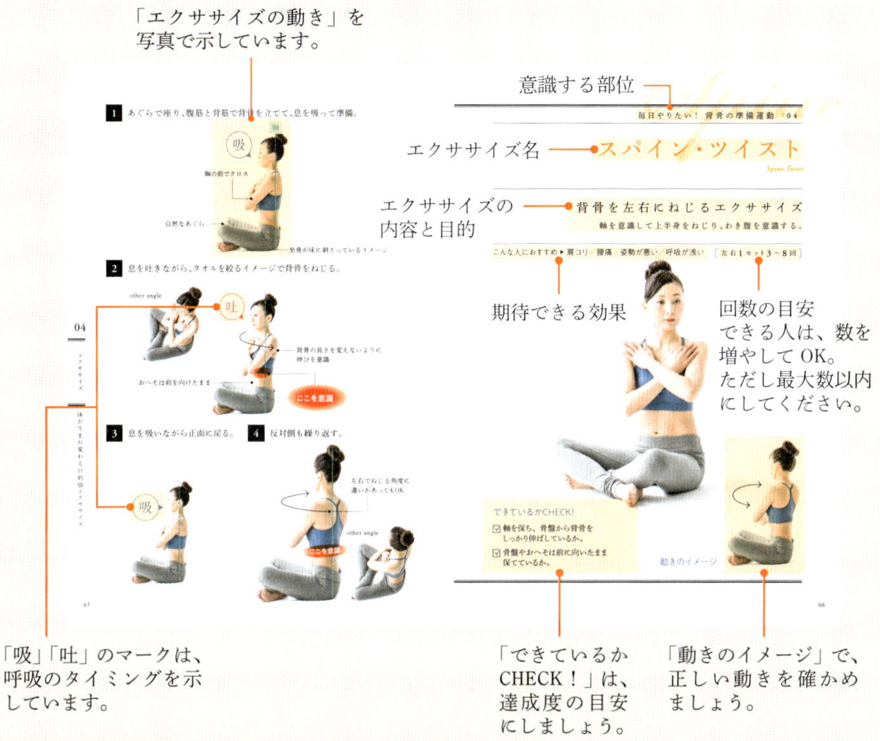

「背骨の準備運動」は毎日、「部位別」は好きなものを選んで！

P.58～75「背骨の準備運動」は、できるだけ毎日の習慣にしてほしいエクササイズです。忙しい人もこの項目から少なくとも2～3つは日課にしましょう。P.76～141は「部位別」に分けたエクササイズです。気になる部位を選んで、毎日のエクササイズにプラスしていきましょう。

ピラティスでよく出てくる**ポジション**

本書では、自宅でできる「マット・ピラティス」を主に紹介しているため、
寝姿勢のエクササイズが多く出てきます。
基本姿勢として正しい形を覚えておきましょう。

1 足の形

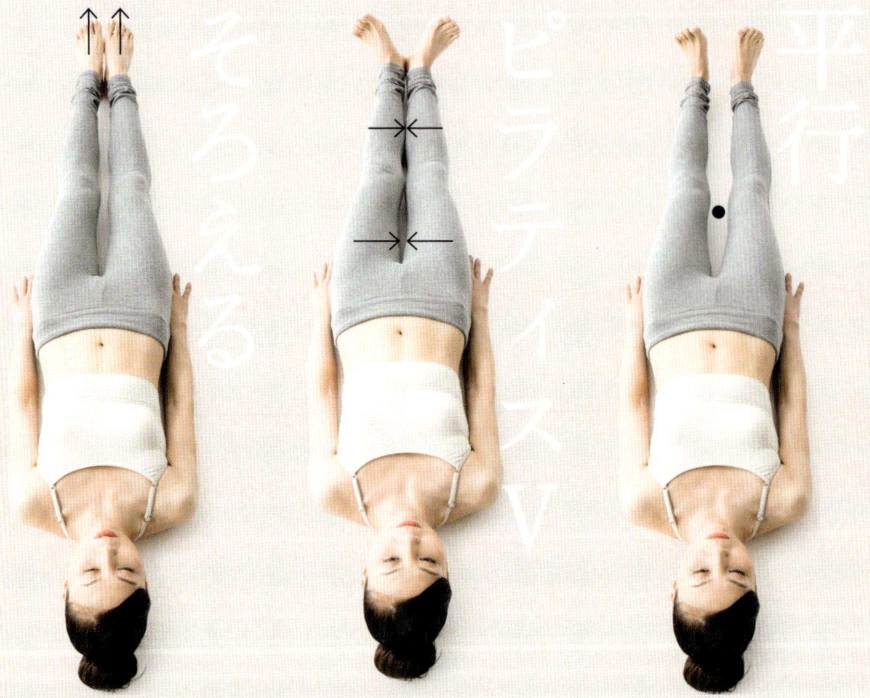

足を そろえる

左右の内くるぶしをくっつけるようにそろえ、親指の付け根を合わせます。足の甲からつま先を伸ばします。

足先を Vの字に開く

左右のひざとかかとをつけ、つま先を開いて「V」の字を作ります。足の内側全体を引き締めます。

股関節から 平行に並べる

股関節からまっすぐ足を伸ばし、左右の足の間はこぶし1つ分程度開けます。つま先は上を向かせてキープ。

2 テーブルトップ

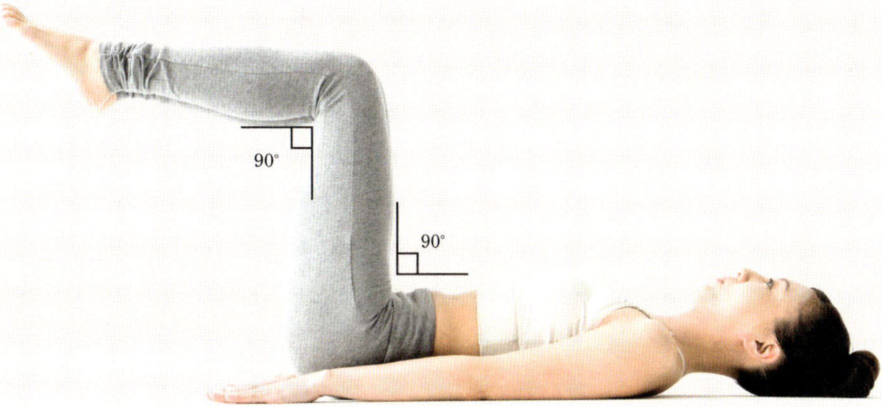

あおむけのニュートラル・ポジションで、ひざと股関節を90°に曲げる

あおむけのスタート・ポジションとしてよく使う姿勢です。まず、あおむけのニュートラル・ポジションを作り、そこからひざと股関節を90°の角度に曲げてキープします。背骨、お腹、骨盤周りの筋肉を緊張させて姿勢を維持しましょう。
※初めのうちは片足ずつ持ち上げましょう。

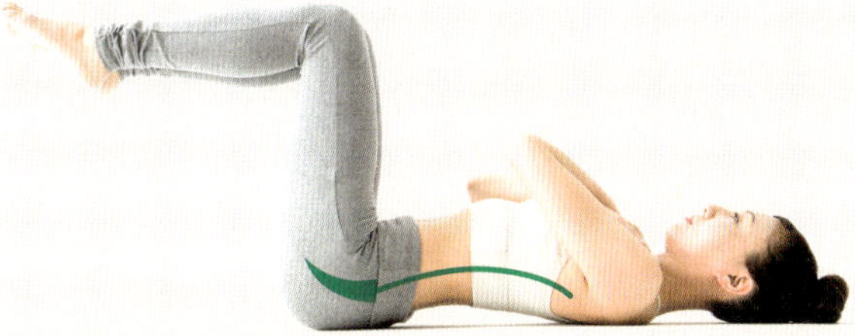

NG 反り腰になっている

腰や背中が浮く人は、反り腰になっています。骨盤が前傾しているサインでもあるので、骨盤の位置を意識しながらもう一度やり直しましょう。

背骨の準備運動

《主な筋肉》
脊柱起立筋／多裂筋《たれつきん》／回旋筋《かいせんきん》など

背骨の緊張を緩めることが、美しい姿勢のキープにつながる

背骨は、直立二足歩行である人間の体を支える「柱」のような存在です。**その構造は小さな骨（椎骨《ついこつ》）の連なりで、骨と骨の間を広げたり狭めたりしながら、前後・左右に曲げる、ねじる（回旋《かいせん》）などの動きを可能にしています。**背骨を動かしているのは、背骨周囲の筋肉です。この筋肉のはたらきが低下したり、硬く縮こまったりすると、背骨は正しい位置をキープできなくなり、姿勢の崩れにつながってしまいます。

なかでも背骨のキワにある筋肉は、背骨の問題に加え、内臓や精神面の不調からも硬く緊張しやすい傾向にあります。すると背骨の柔軟性がなくなり、姿勢によっては重力が大きな負担となって無駄にエネルギーを消耗することに。

これを防ぐためにも、背骨のキワにある深部の細かい筋肉に意識を向け、**「エロンゲーション（伸張）」（P54）を行いながら、背骨1つ1つを動かしていきましょう。**

エクササイズで使う主な筋肉名

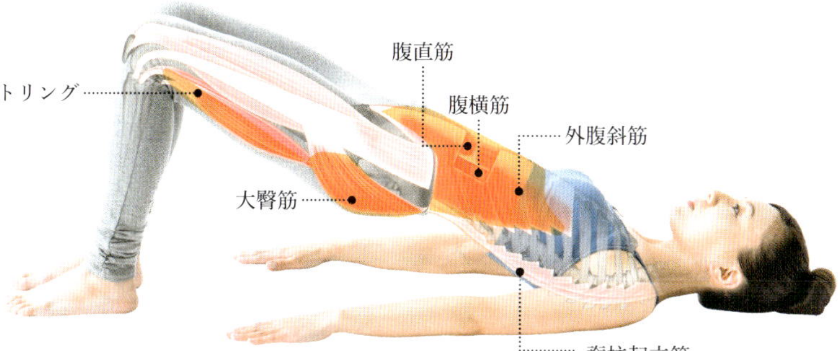

ペルビック・カール

P.60

背骨の1つ1つの動きを感じる

背骨が真珠のネックレスのように連なっていて、流動的に動くことを意識しましょう。

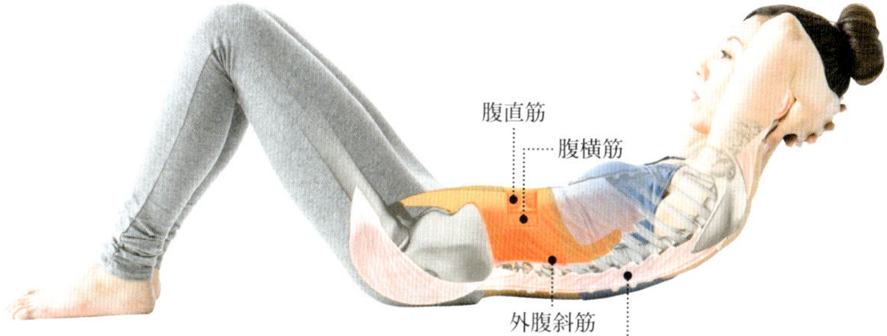

チェスト・リフト

P.68

胸を持ち上げる

背骨上部を1つ1つ広げながらカーブさせるように動かしていきましょう。

ペルビック・カール

Pelvic Curl

背骨の1つ1つの動きを感じるエクササイズ

背中をしなやかに上下させる。

こんな人におすすめ ▶ 肩コリ／腰痛／便秘／姿勢が悪い／呼吸が浅い　［3～8回］

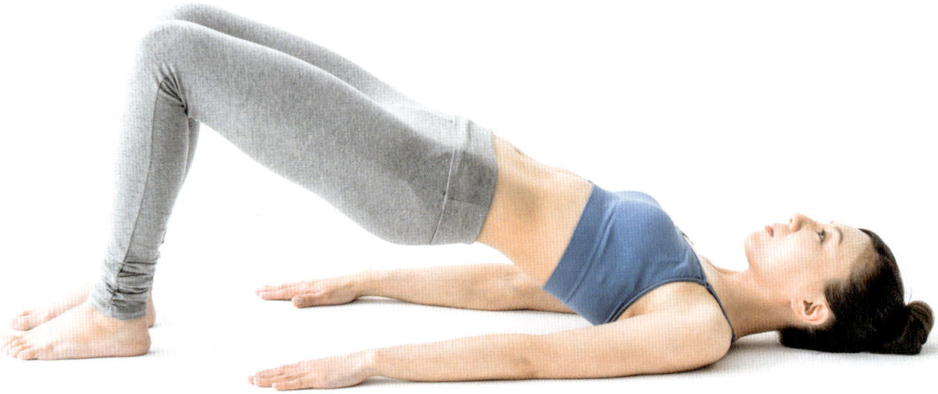

できているかCHECK!

- ☑ 足のポジションは保てているか。
- ☑ 腰が反っていないか。
- ☑ お腹を意識できているか。
- ☑ 足全体で踏みしめているか。

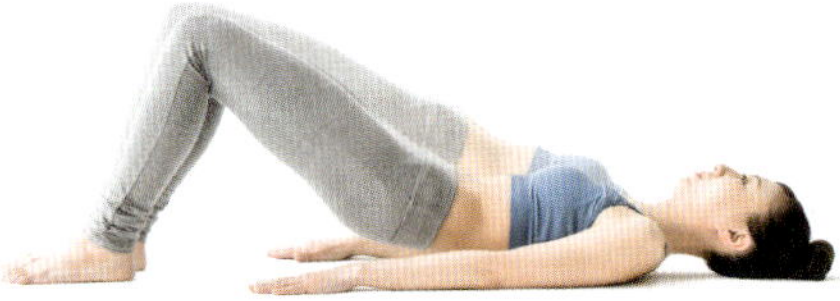

動きのイメージ

1 両腕を体側に伸ばし、ニュートラルポジション(P.39)。息を吸って準備。

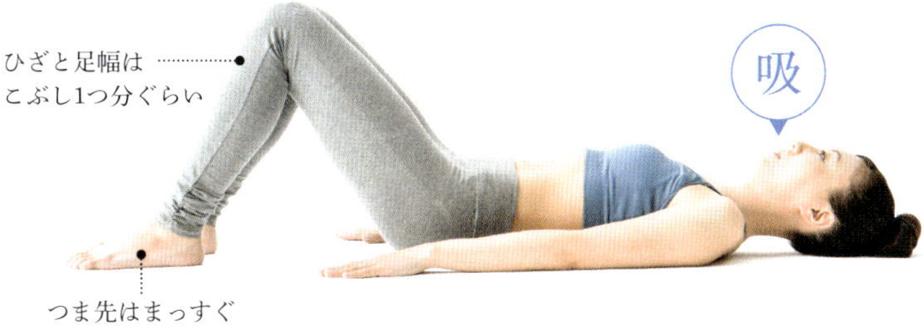
ひざと足幅は
こぶし1つ分ぐらい
吸
つま先はまっすぐ

2 息を吐きながら、骨盤を後傾させ、背骨を下から順番に押し上げていく。

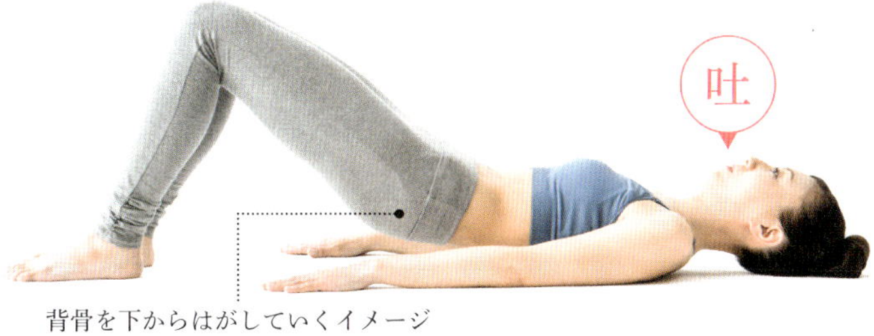
吐
背骨を下からはがしていくイメージ

3 息を吐き続けながら、ひざから肩まで斜め一直線になるまで上げる。息を吸い直す。

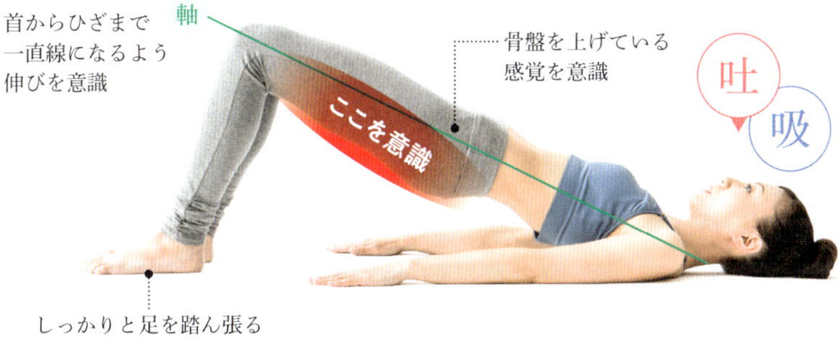
首からひざまで
一直線になるよう
伸びを意識
軸
骨盤を上げている
感覚を意識
ここを意識
吐
吸
しっかりと足を踏ん張る

4 息を吐きながら、背骨を上からゆっくりと下ろしていく。
1に戻って繰り返す。

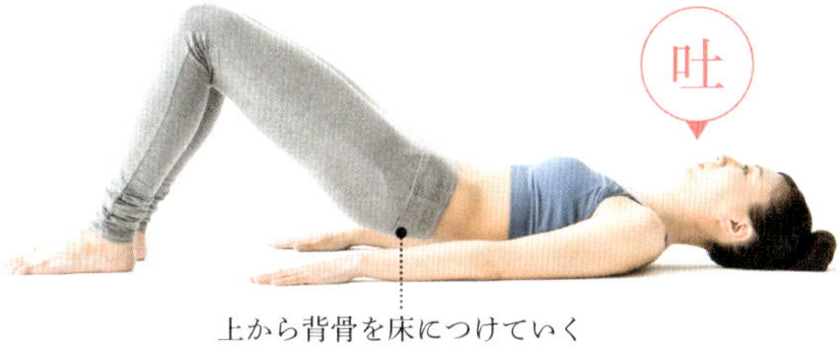
吐
上から背骨を床につけていく

スワン・プレップ

Swan Prep

上背部を使うエクササイズ

背骨を伸ばしながら上半身を上げていく。

こんな人におすすめ ▶ 肩コリ／腰痛／姿勢が悪い／呼吸が浅い　［3～8回］

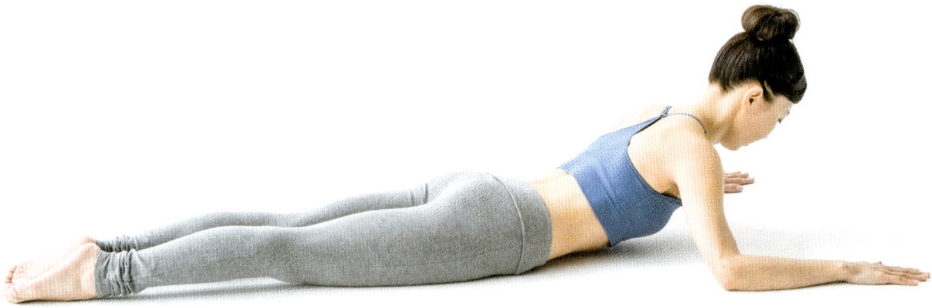

できているかCHECK!

- ☑ アゴが上がって目線が上になっていないか。
- ☑ お腹が床にたるんで腰が反っていないか。
- ☑ 首がすくんでいないか。

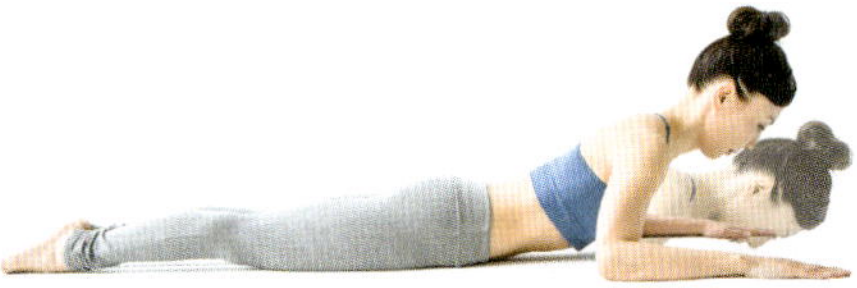

動きのイメージ

1 額をつけた状態で、顔の横に手をついて準備。

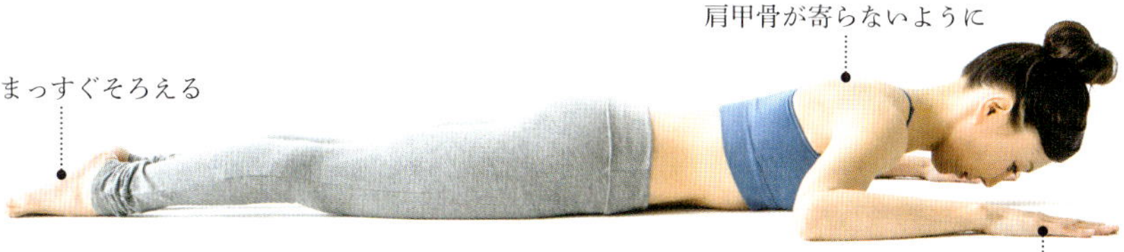
肩甲骨が寄らないように
足をまっすぐそろえる
腕がWの形になるように少し開く

2 息を吸いながら、背骨を頭から順番に伸ばし上げていく。
足と頭を長く伸ばしていくイメージで。

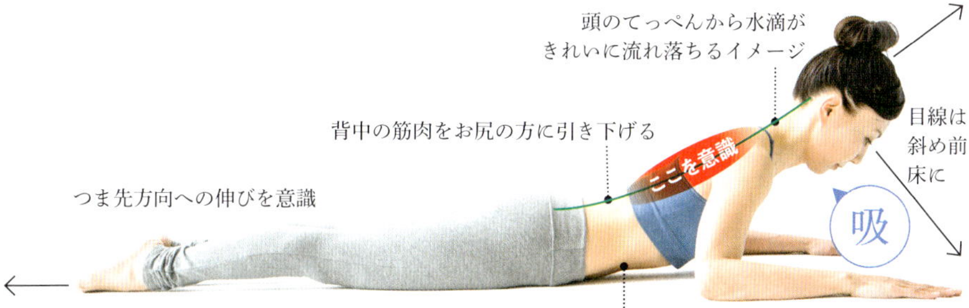

3 息を吐きながら、胸から床に下ろしていく。**2**に戻って繰り返す。

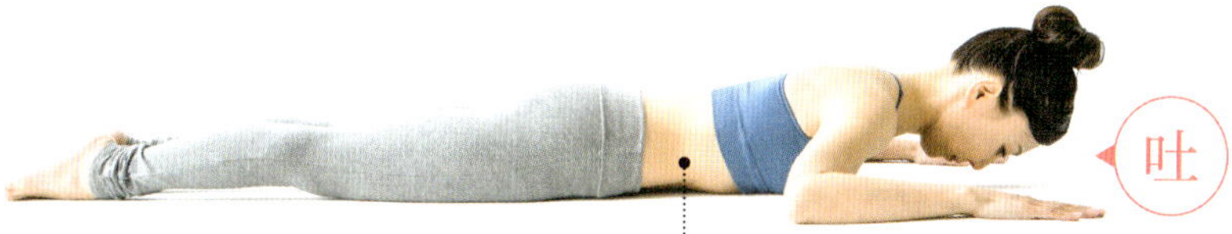

スパイン・ストレッチ

Spine Stretch

背骨を伸ばしていくエクササイズ

あぐらの状態で背骨を丸め、バネのようにストレッチ。

こんな人におすすめ ▶ 肩コリ／腰痛／姿勢が悪い／呼吸が浅い　［3〜8回］

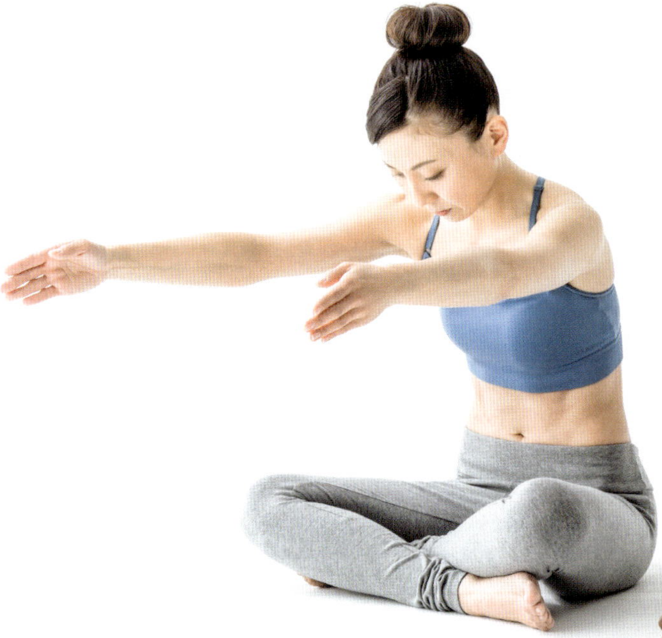

できているかCHECK!

☑ 背骨を上から順番に動かせているか。

☑ 足の付け根から前に倒れていないか。

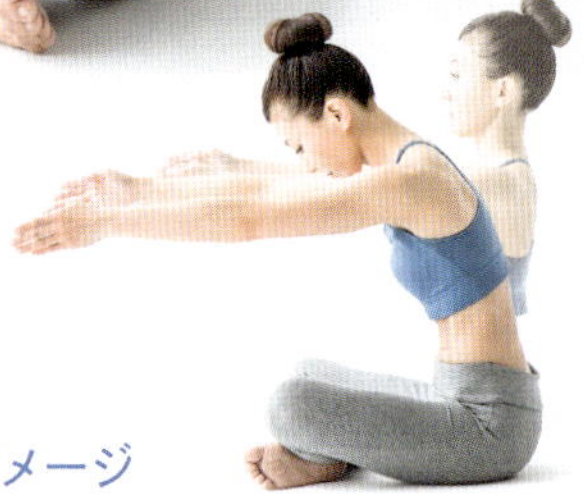

動きのイメージ

1 あぐらで座り、腹筋と背筋で背骨を立てて、息を吸って準備。

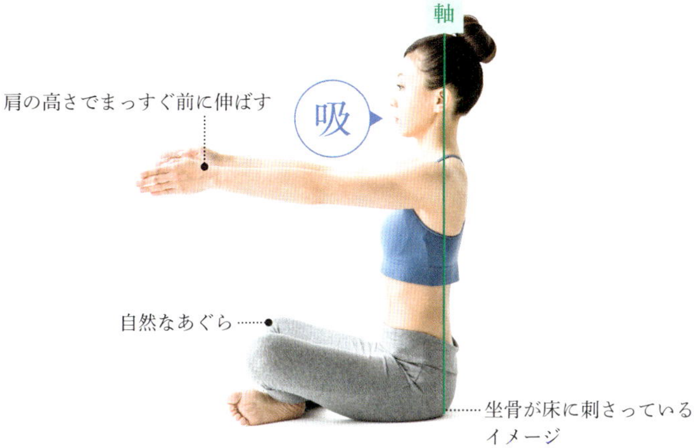
軸
肩の高さでまっすぐ前に伸ばす
吸
自然なあぐら
坐骨が床に刺さっている
イメージ

2 息を吐きながら背骨を上から順番に、背骨のカーブを意識しながら前に倒していく。息を吸い直す。

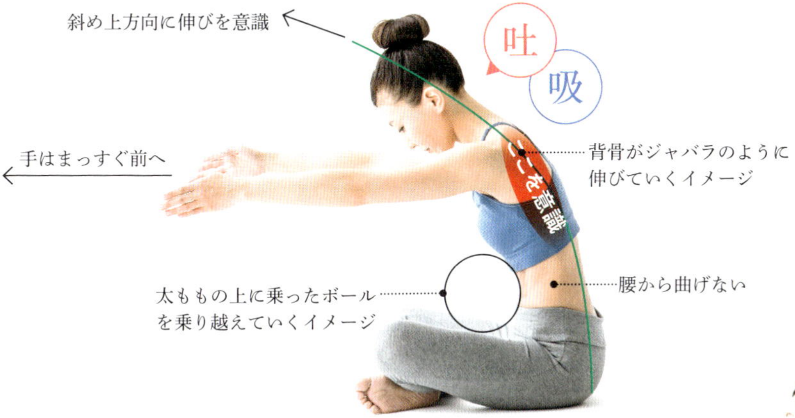

3 息を吐きながら、背骨を下から順番に積み上げるように、体を起こしていく。**1**に戻って繰り返す。

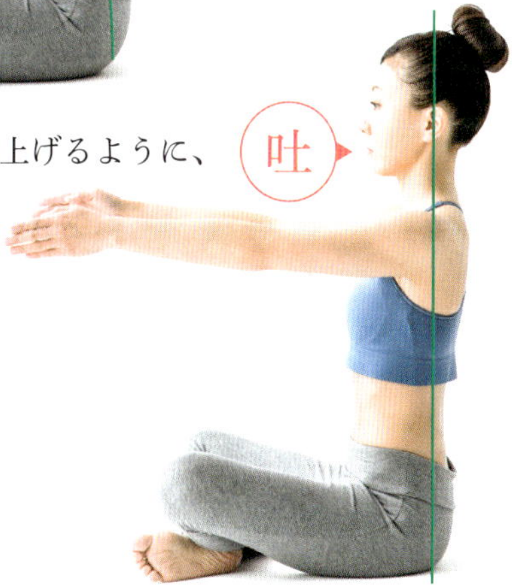
吐

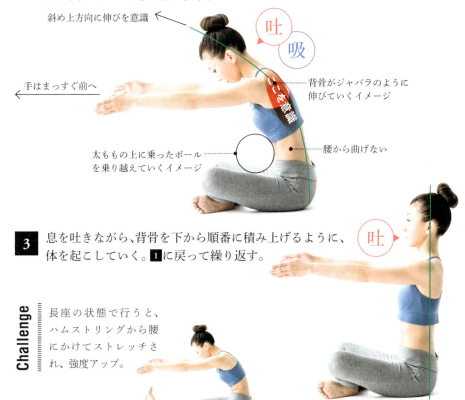

Challenge

長座の状態で行うと、ハムストリングから腰にかけてストレッチされ、強度アップ。

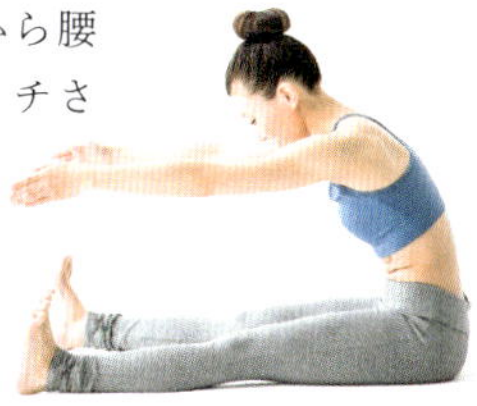

毎日やりたい！ 背骨の準備運動 #04

スパイン・ツイスト

Spine Twist

背骨を左右にねじるエクササイズ

軸を意識して上半身をねじり、わき腹を意識する。

こんな人におすすめ ▶ 肩コリ／腰痛／姿勢が悪い／呼吸が浅い　［左右1セット3～8回］

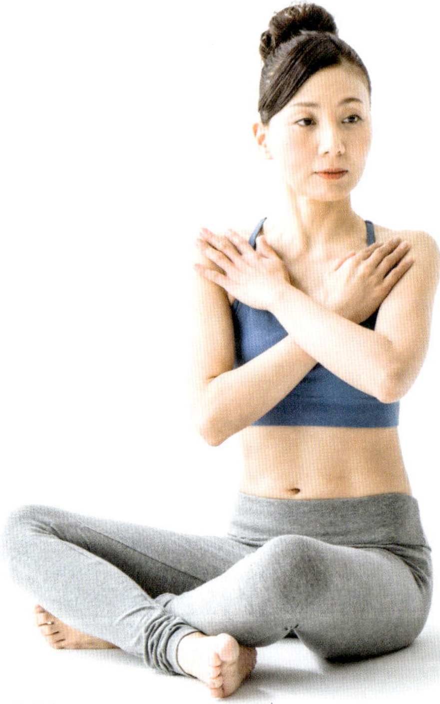

できているかCHECK!

☑ 軸を保ち、骨盤から背骨をしっかり伸ばしているか。

☑ 骨盤やおへそは前に向いたまま保てているか。

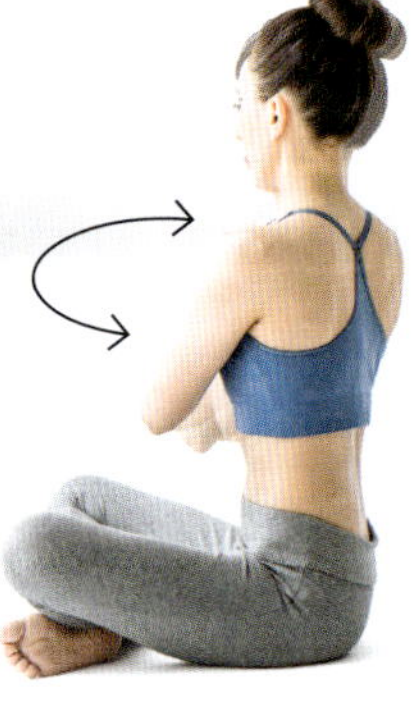

動きのイメージ

1 あぐらで座り、腹筋と背筋で背骨を立てて、息を吸って準備。

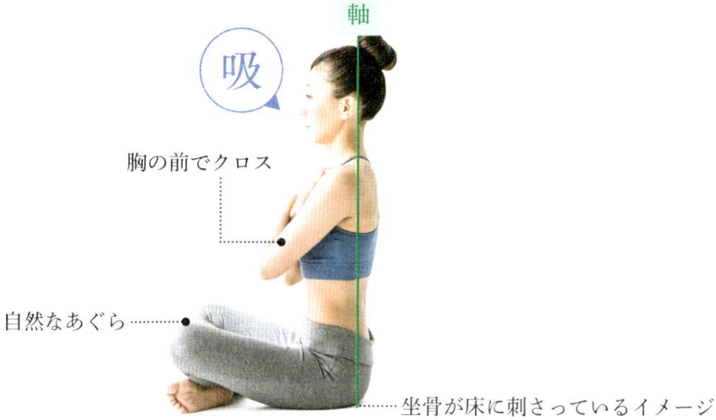
軸
吸
胸の前でクロス
自然なあぐら
坐骨が床に刺さっているイメージ

2 息を吐きながら、タオルを絞るイメージで背骨をねじる。

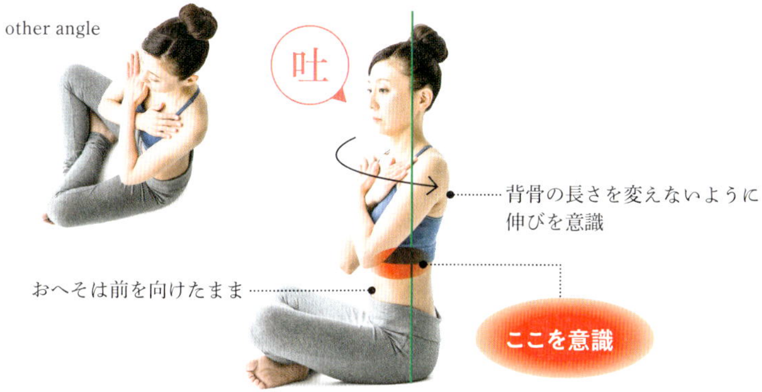

3 息を吸いながら正面に戻る。

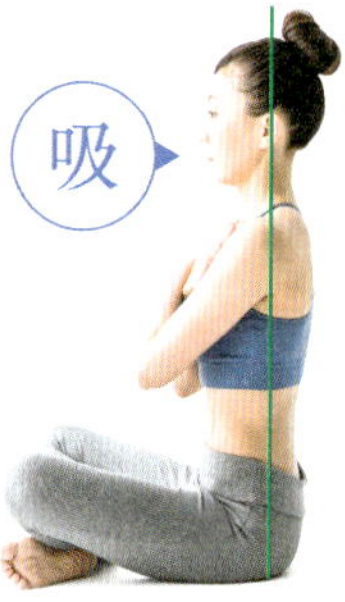

4 反対側も繰り返す。

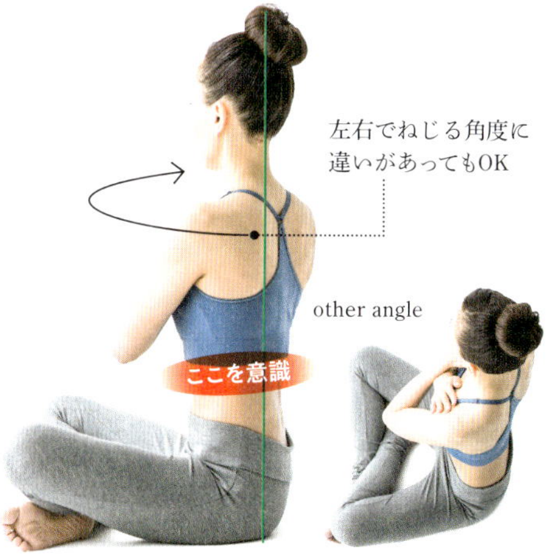

チェスト・リフト

Chest Lift

上体を持ち上げるエクササイズ

上体を持ち上げて腹筋群に負荷をかけていく。

こんな人におすすめ ▶ 肩コリ／腰痛／姿勢が悪い／呼吸が浅い

［3～8回］

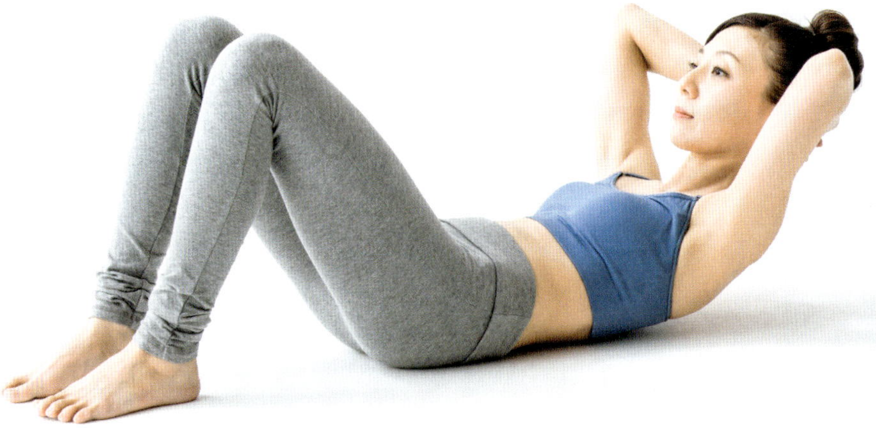

できているかCHECK!

- ☑ 骨盤が後傾していないか。
- ☑ 肩、首に力が入っていないか。
- ☑ 無理に上がろうとしていないか。

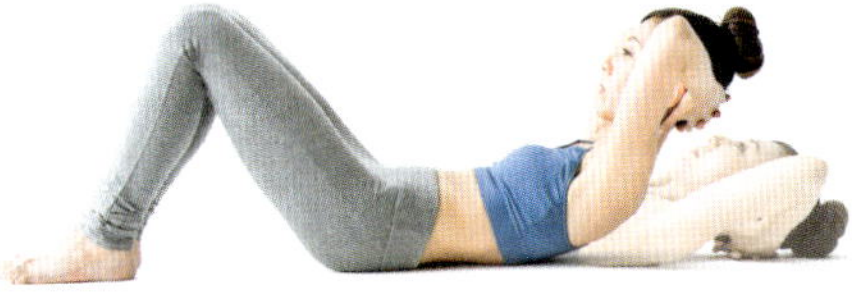

動きのイメージ

1 ニュートラルポジション（P.39）で、息を吸って準備。

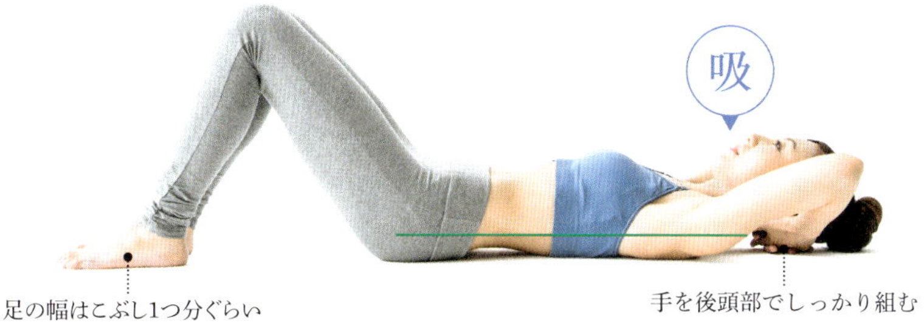
吸
足の幅はこぶし1つ分ぐらい
手を後頭部でしっかり組む

2 息を吐きながら、頭から順番に背骨を持ち上げる。息を吸い直す。

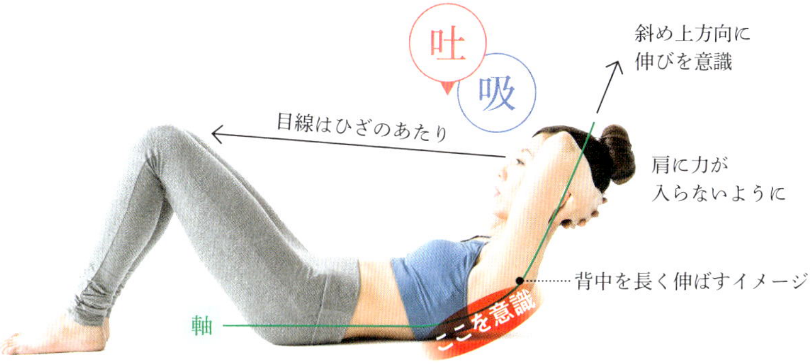
吐
吸
斜め上方向に
伸びを意識
目線はひざのあたり
肩に力が
入らないように
背中を長く伸ばすイメージ
軸
ここを意識

3 息を吐きながら、背骨を下から床につけていく。
息を吸い直して、**2**に戻って繰り返す。

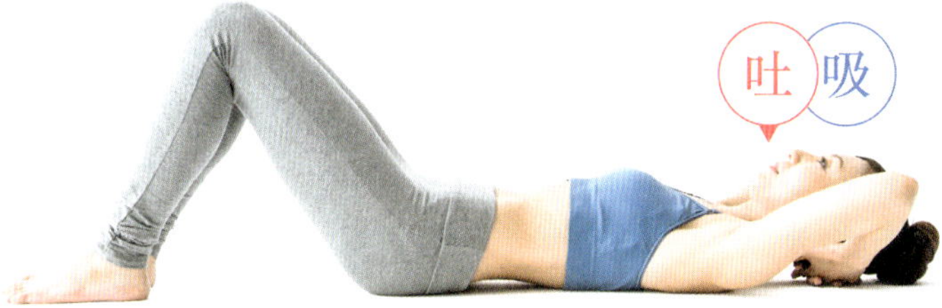
吐
吸

Challenge

テーブルトップ（P.57）で行うと腹筋への強度アップ。

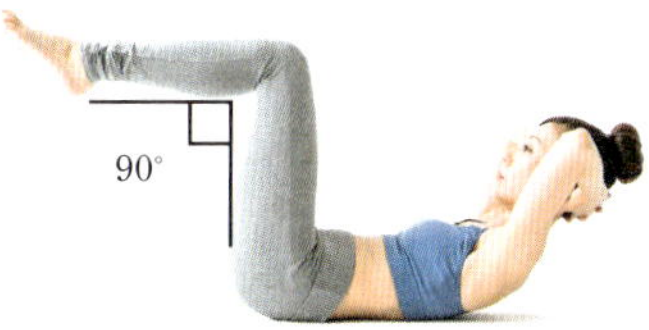
90°

レッグ・イン

Legs In

下腹部のエクササイズ

お尻の後ろ側の伸びを感じながら、骨盤をお腹に近づけていく。

こんな人におすすめ ▶ 肩コリ／腰痛／姿勢が悪い／呼吸が浅い

［3～8回］

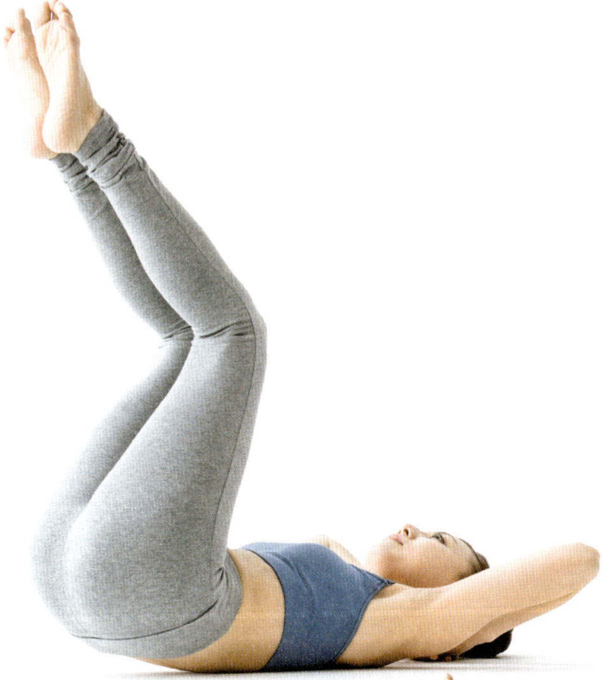

できているかCHECK!

- ☑ 下腹部からお尻を持ち上げているか。
- ☑ 足の曲げ伸ばしになっていないか。
- ☑ 勢いで上がっていないか。

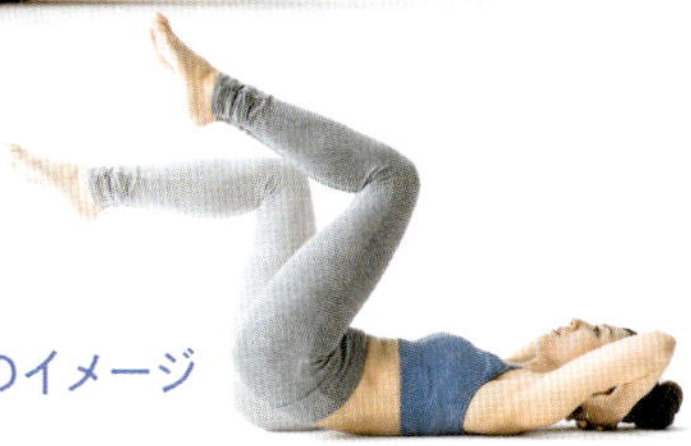

動きのイメージ

1 腹筋に力を入れて、片足ずつテーブルトップ(P.57)を作って、息を吸って準備。

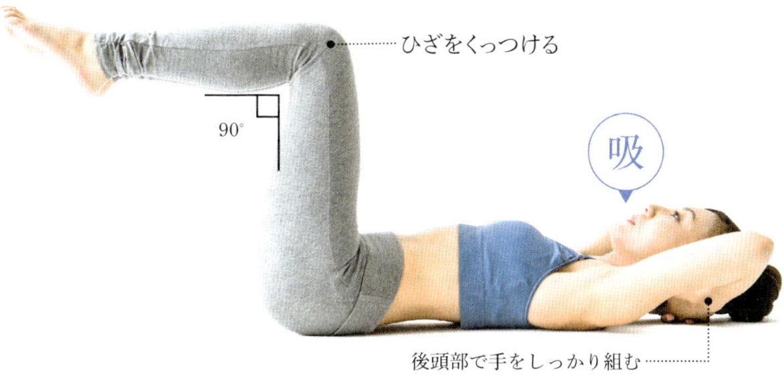

2 息を吐きながら、骨盤を後傾させてゆっくりお尻を持ち上げていく。

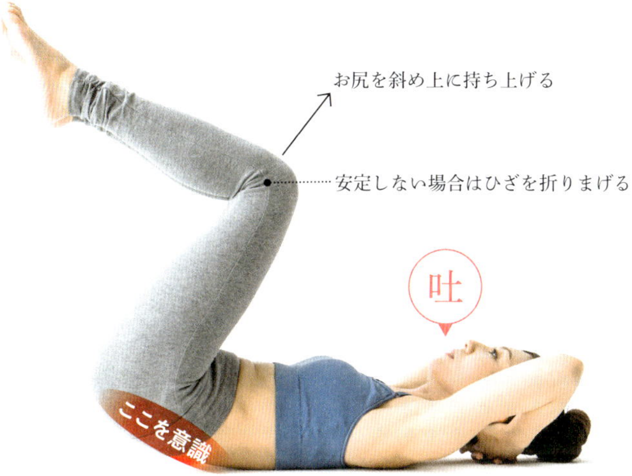
お尻を斜め上に持ち上げる
安定しない場合はひざを折りまげる
吐
ここを意識

3 息を吸いながらゆっくりお尻を下げる。**2**に戻って繰り返す。

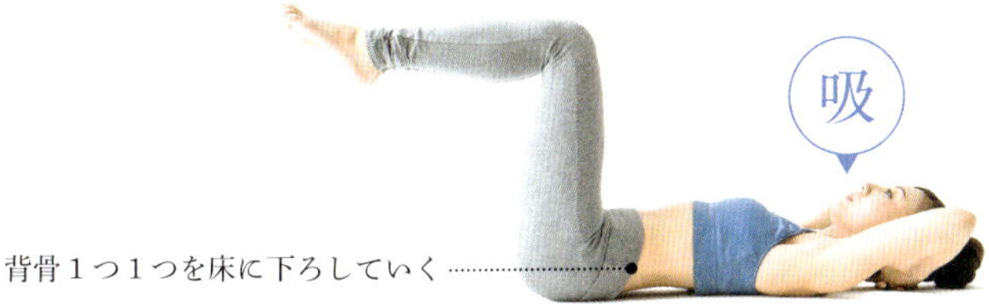
吸
背骨1つ1つを床に下ろしていく

スパイン・ツイスト・スーパイン

Spine Twist Supine

あおむけで背骨をねじるエクササイズ

スパイン・ツイスト（P.66）のあおむけバージョン。

こんな人におすすめ ▶ 肩コリ／腰痛／姿勢が悪い／呼吸が浅い　［3〜8回］

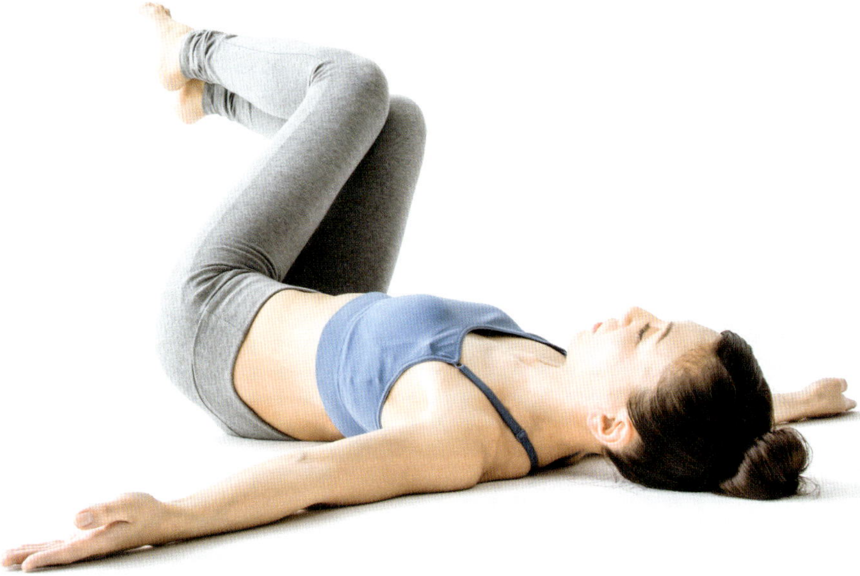

できているかCHECK!

- ☑ 反動で足だけを動かしていないか。
- ☑ ひざの高さをキープできているか。
- ☑ 肩が床から浮いていないか。

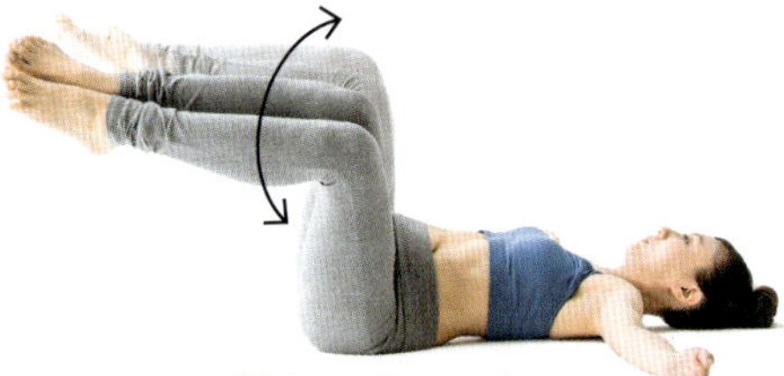

動きのイメージ

1 腹筋に力を入れ、テーブルトップ(P.57)を作って準備。

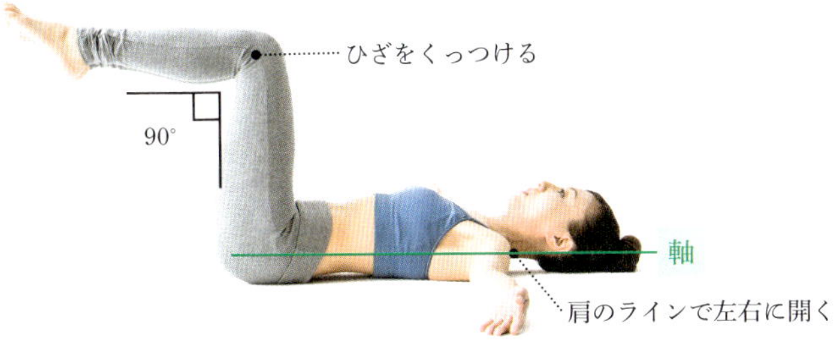
ひざをくっつける
90°
軸
肩のラインで左右に開く

2 息を吸いながら、背骨のねじりを意識して、ゆっくりと骨盤から足を倒す。

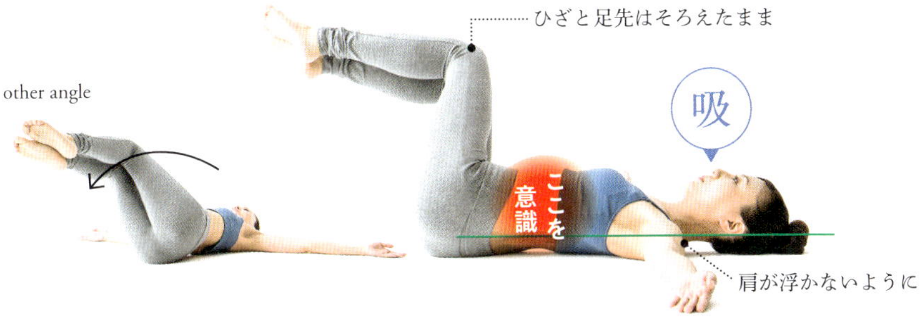
other angle
ひざと足先はそろえたまま
吸
ここを意識
肩が浮かないように

3 息を吐きながら、ゆっくりとお腹から足を戻す。

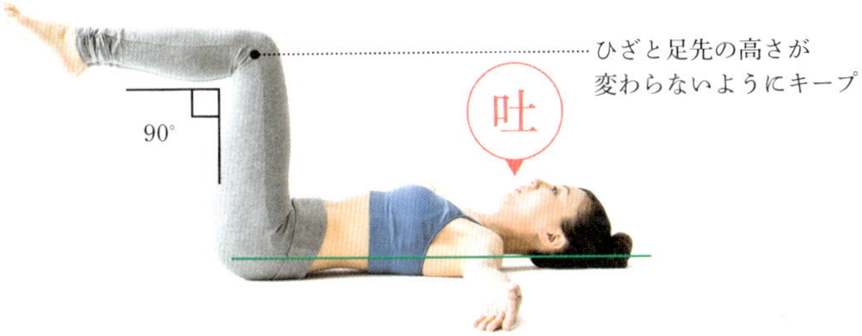
ひざと足先の高さが
変わらないようにキープ
90°
吐

4 息を吸いながら反対側も同様に。1に戻って繰り返す。

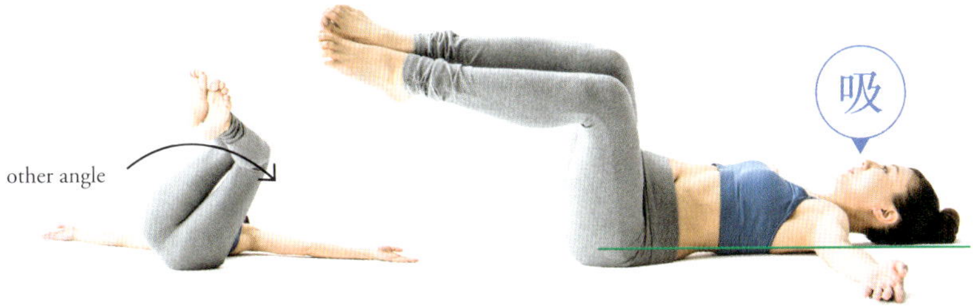
other angle
吸

サイド・アップ

Side Up

横向きで上半身を持ち上げるエクササイズ

横向きに寝た状態で、腹筋の力を使って肋骨を引き上げる。

こんな人におすすめ ▶ 肩コリ／腰痛／姿勢が悪い／呼吸が浅い　［左右各3～8回］

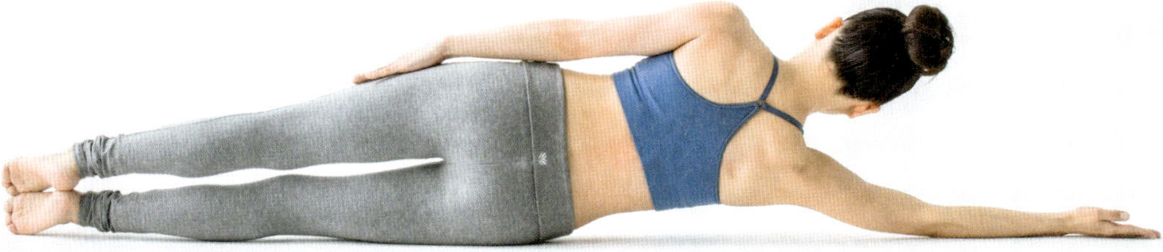

できているかCHECK!

- ☑ 足、腰、肩の位置がズレていないか。
- ☑ 背骨の縦軸を伸ばすイメージを持てているか。
- ☑ わき腹が床についていないか。

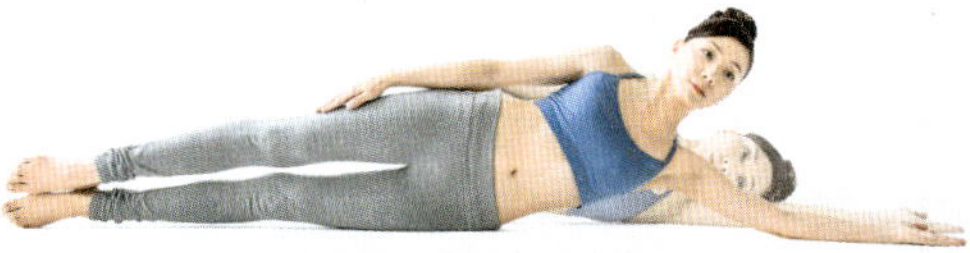

動きのイメージ

1 体の中心に軸が通っているイメージで横向きに寝て、息を吸って準備。

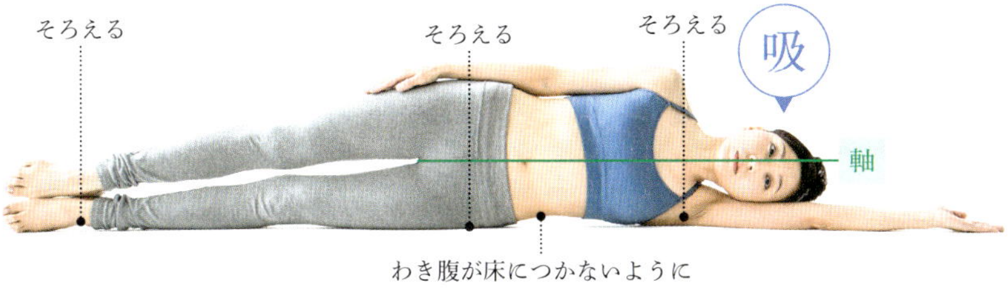

2 息を吐きながら、肋骨から背骨を押し上げるように上半身を持ち上げる。

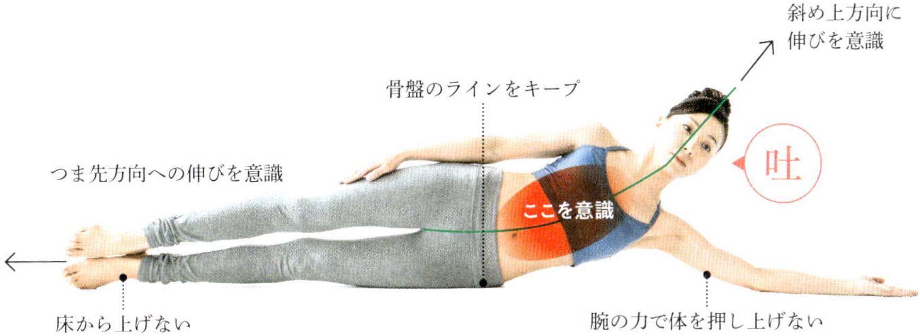

3 息を吸いながら、背骨を下から順番に下ろしていく。
2に戻って繰り返す。反対側も同様に。

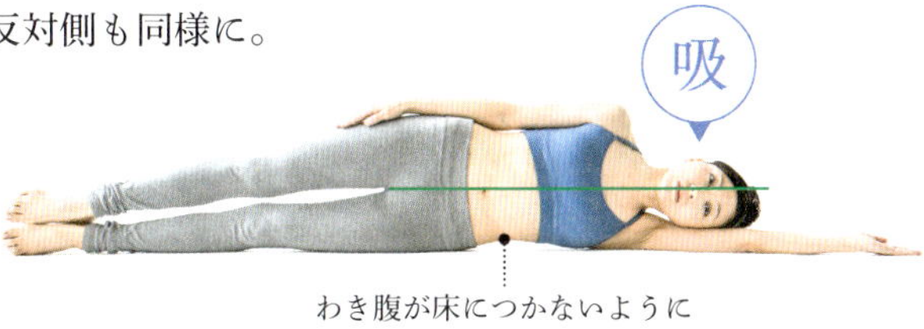

EASY

上半身がフラフラしてしまう場合は、手を前について支えるようにしよう。

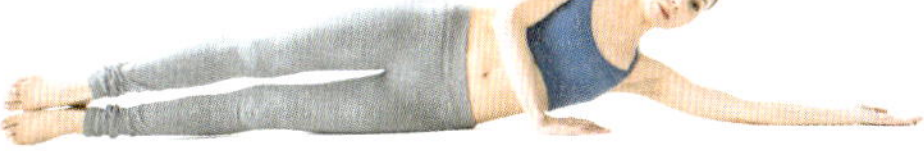

お腹の筋肉を動かす

《主な筋肉》

腹直筋／腹横筋／内・外腹斜筋

腹筋や体幹の筋力アップで腰痛やウエストシェイプを助ける

お腹の表層には、中央に腹直筋《ふくちょくきん》があり、側面には腹斜筋《ふくしゃきん》、その深層には腹横筋《ふくおうきん》があります。いずれも胸郭（心臓や肺を覆っている骨格）と骨盤をつないでいます。

これらの**腹筋群は、胃や腸などの内臓を保護すると同時に、姿勢の保持や骨盤の安定にも力を貸しています。**腹筋群の筋力が弱くなると、骨盤の前傾や歪《ゆが》みを起こしかねません。骨盤の前傾は腰椎のカーブを強くし、反り腰に。その結果、腰痛を引き起こすことも。骨盤が歪んだまま長時間座って作業をしていると、歪みはさらに助長され、内臓のはたらきや代謝の低下にもつながってきます。立っていても、歩いていても、不安定な体幹は骨盤と胸郭を通じて周辺筋肉にアンバランスな緊張や凝りを生じさせ、冷えや便秘、肩コリなどの不調を引き起こします。**ピラティスで腹筋や体幹を強くし、背骨や骨盤が安定すると、ウエストラインや腰痛の改善にも効果が期待できます。**

エクササイズで使う主な筋肉名

座って チェスト・リフト

→P.82

座った状態で腹筋を強化する

背骨上部を1つ1つ広げながらカーブさせます。このとき、骨盤と背骨は安定させ、お腹は引き込むことを意識しましょう。

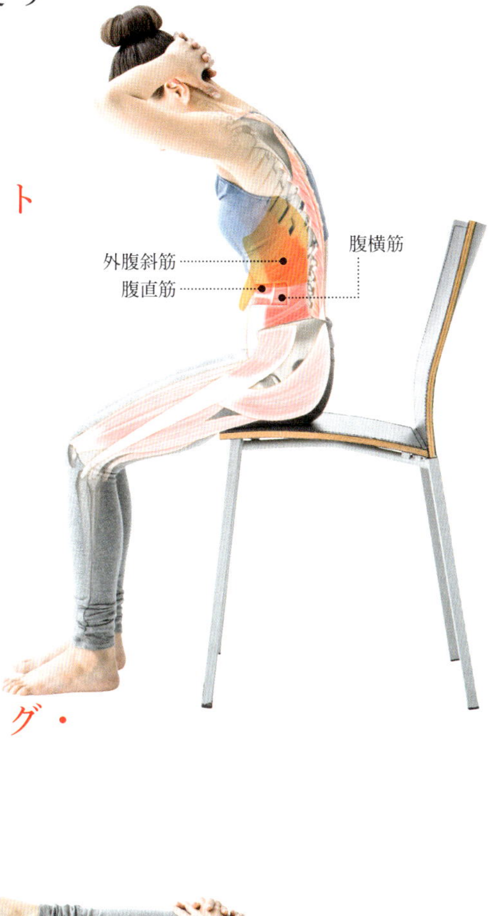

シングル・レッグ・ストレッチ

→P.86

片足ずつ伸ばす腹筋強化

腹筋で上半身をキープしながら、背骨上部だけを上に伸ばしながらカーブさせます。骨盤は安定させて、足を伸ばしましょう。

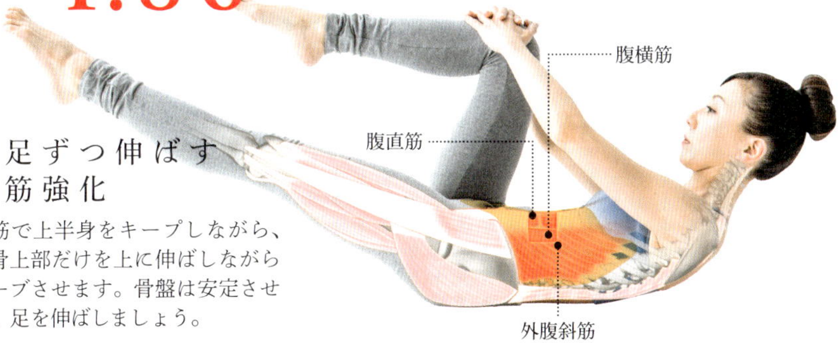

ハンドレッド・プレップ

Hundred Prep

ハンドレッドの準備のエクササイズ

チェスト・リフト（P.68）で腕を伸ばし、キープする。

こんな人におすすめ ▼

［3～5回］

腰痛／股関節痛／骨盤周りの不調／ウエストシェイプ

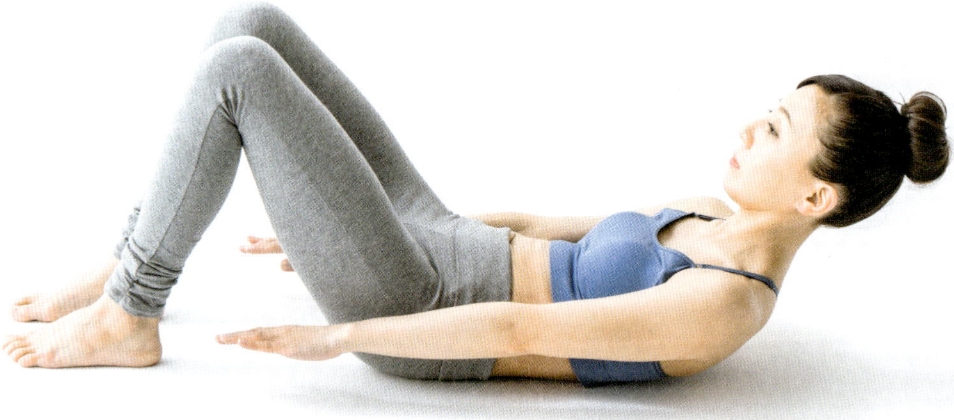

できているかCHECK!

- ☑ キープ時に呼吸が止まっていないか。
- ☑ お腹をしっかり引き込めているか。
- ☑ 肩がすくんでいないか。

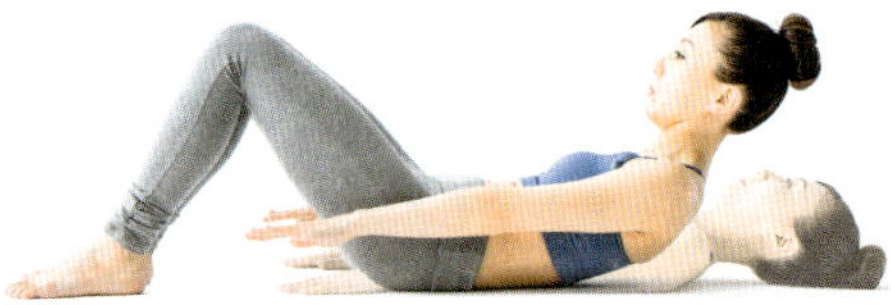

動きのイメージ

1 手を体側に伸ばし、ニュートラルポジション（P.39）になって、息を吸って準備。

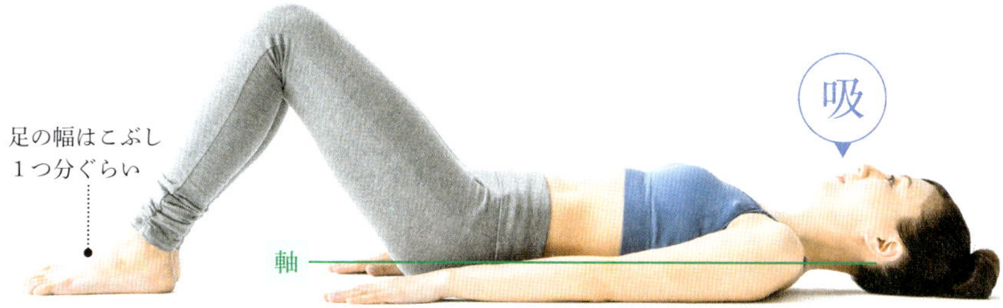
吸
足の幅はこぶし
1つ分ぐらい
軸

2 息を吐きながら、頭から順番に背骨を持ち上げ、同時に腕も持ち上げる。
2〜3呼吸キープ。

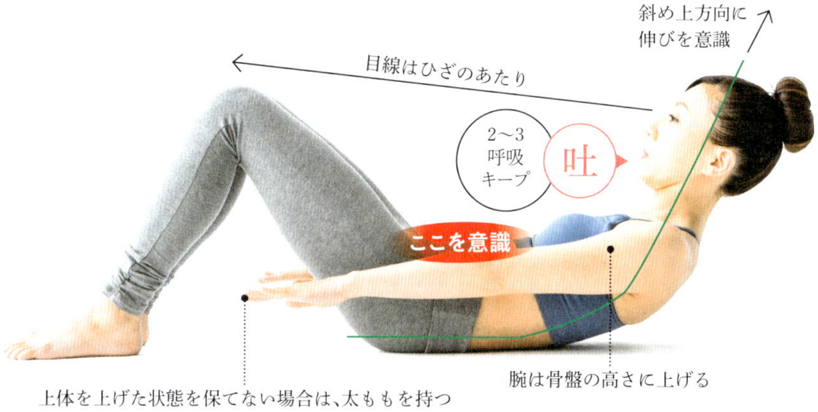
斜め上方向に
伸びを意識
目線はひざのあたり
2〜3
呼吸
キープ
吐
ここを意識
腕は骨盤の高さに上げる
上体を上げた状態を保てない場合は、太ももを持つ

3 息を吸い、吐きながら、背骨を下から順番に床に下ろしていく。
2に戻って繰り返す。

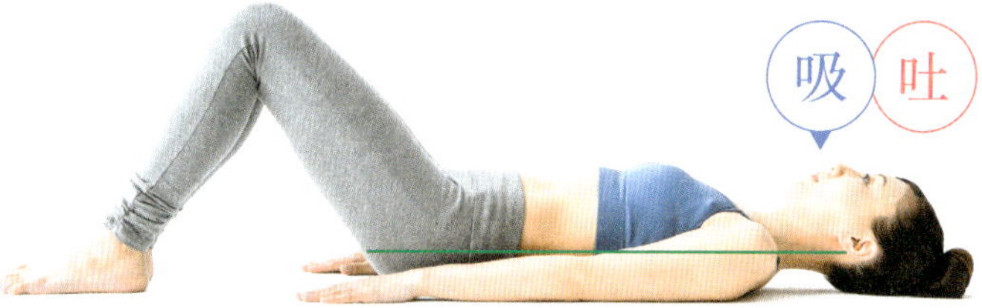
吸
吐

ハンドレッド

The Hundred

呼吸と合わせながら腕を振るエクササイズ

ハンドレッド・プレップ(P.78)で腕を振る、強化バージョン。

こんな人におすすめ▼

腰痛/股関節痛/便秘/骨盤周りの不調/ウエストシェイプ

[3〜5回]

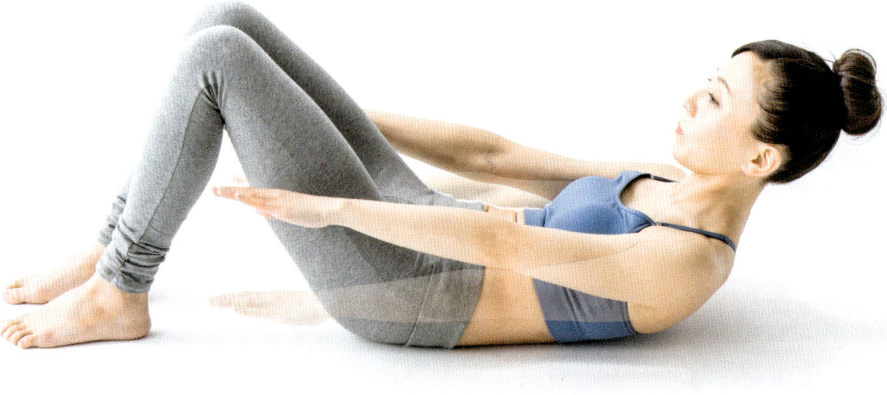

できているかCHECK!

- ☑ 上体の位置はキープできているか。
- ☑ 反動で体が動いていないか。
- ☑ お腹を薄くしたまま呼吸できているか。

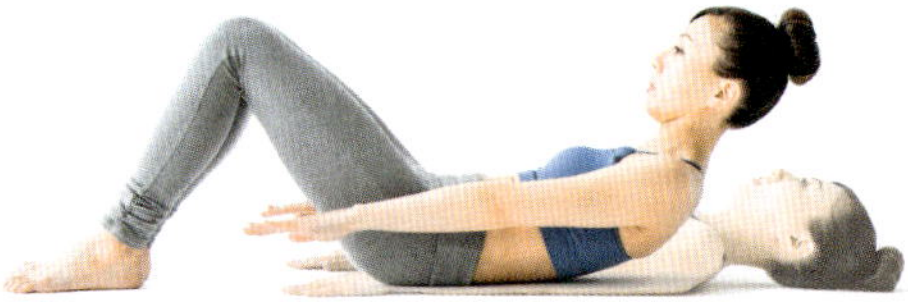

動きのイメージ

1 手を体側に伸ばし、ニュートラルポジション(P.39)になって、息を吸って準備。

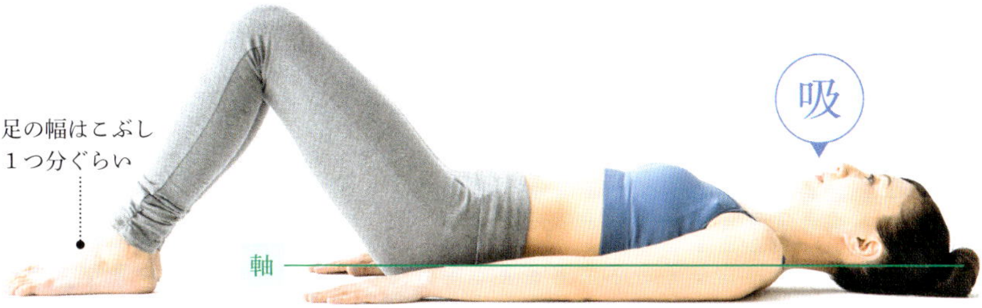

2 息を吐きながら、頭から順番に背骨を持ち上げ、腕も床から持ち上げる。
息を吸い直す。息を吐きながら腕を3回振る。

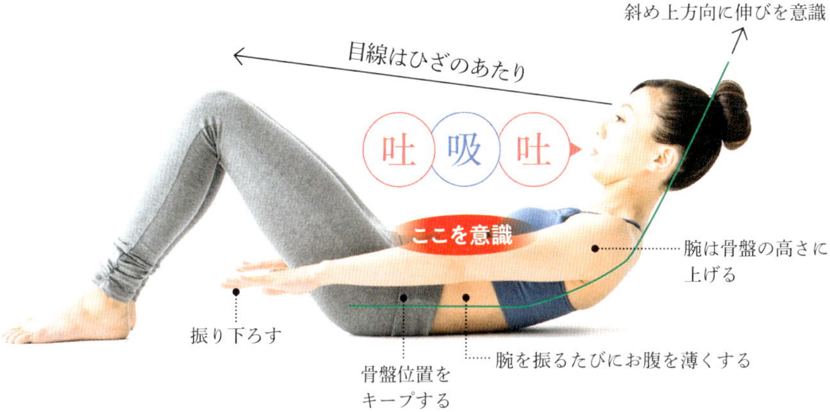

3 息を吸い、吐きながら、背骨を下から順番に床に下ろしていく。
2に戻って繰り返す。

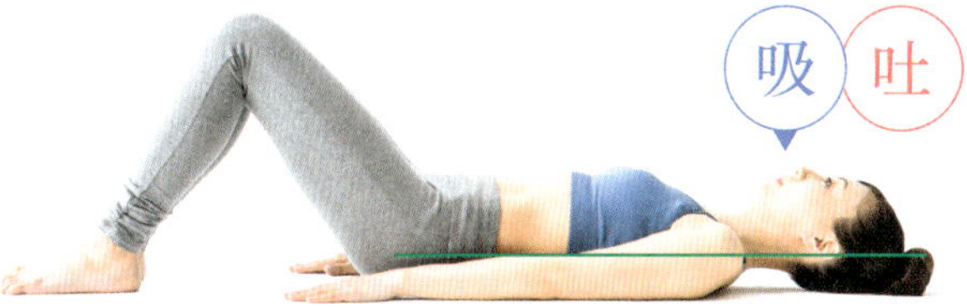

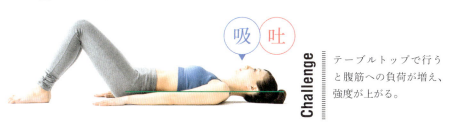

Challenge

テーブルトップで行うと腹筋への負荷が増え、強度が上がる。

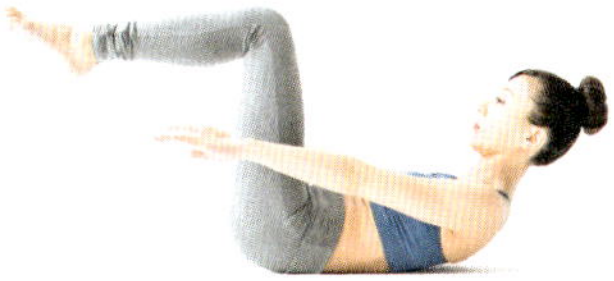

座ってチェスト・リフト

Seated Chest Lift

座った状態で腹筋を意識するエクササイズ

チェスト・リフト（P.68）を座って行うバージョン。

こんな人におすすめ ▼

［3〜8回］

腰痛／股関節痛／骨盤周りの不調／ウエストシェイプ

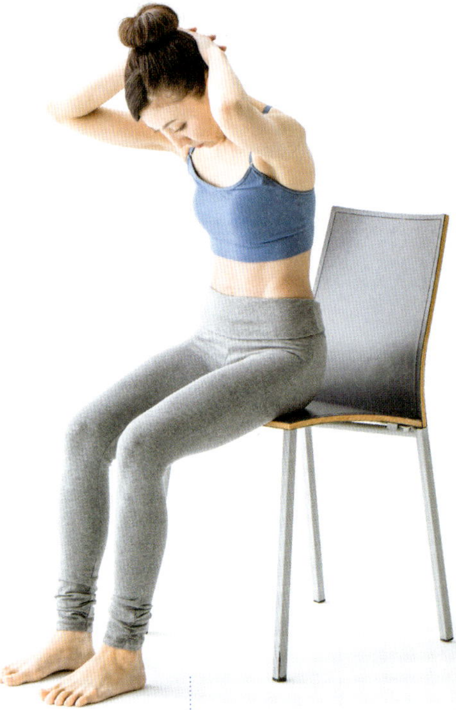

できているかCHECK!

- ☑ 骨盤が後ろに倒れていないか。
- ☑ お腹を引き込めているか。
- ☑ 背骨のカーブを意識できているか。

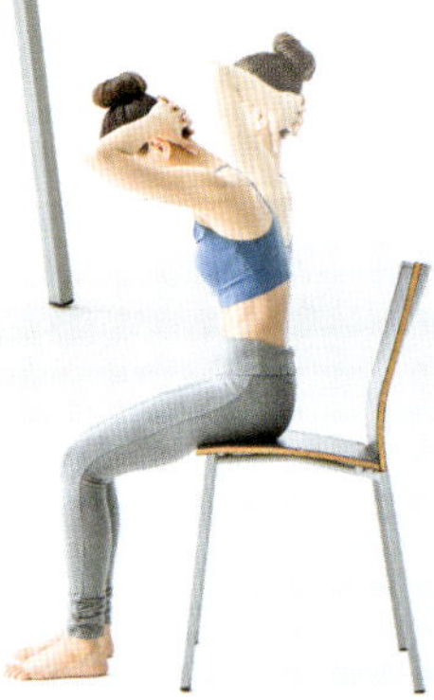

動きのイメージ

1 後頭部で手を組み、ニュートラルポジション(P.37)で、息を吸って準備。

2 息を吐きながら腹筋を意識して、
背骨を上から順番に前に倒していく。
息を吸い直す。

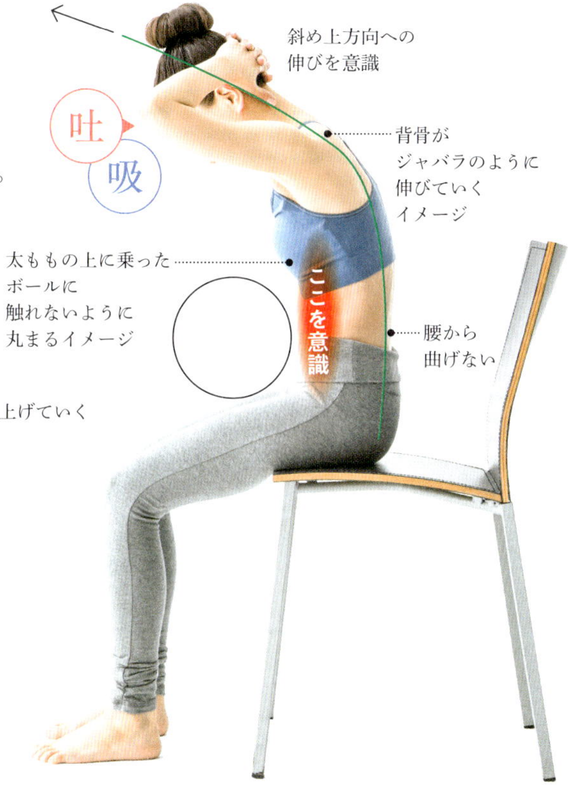

3 息を吐きながら
背骨を下から起こしていく。
息を吸い直して
2に戻って繰り返す。

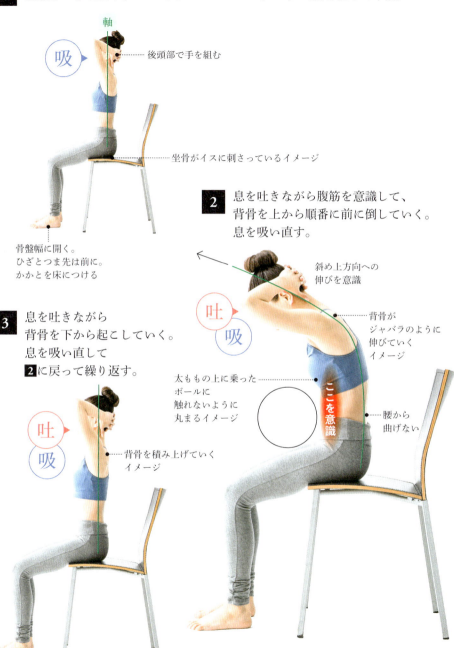

ダブル・レッグ・リフト

Double Leg Lift

腹筋の力で両足を持ち上げるエクササイズ

股関節から足を上下させ、腹筋下部を鍛える。

こんな人におすすめ ▼

腰痛／股関節痛／骨盤周りの不調／ウエストシェイプ

［上下1セット1回］

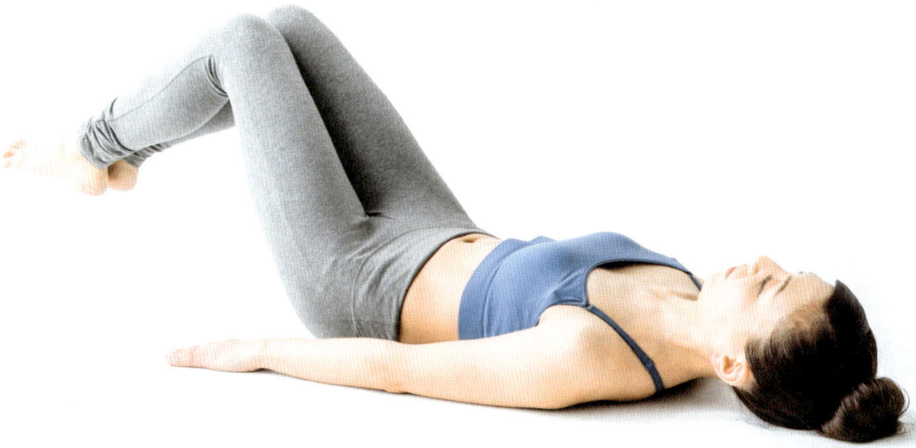

できているかCHECK!

☑ 股関節から動かしているか。
☑ ひざの角度をキープできているか。
☑ 首、腰が反っていないか。

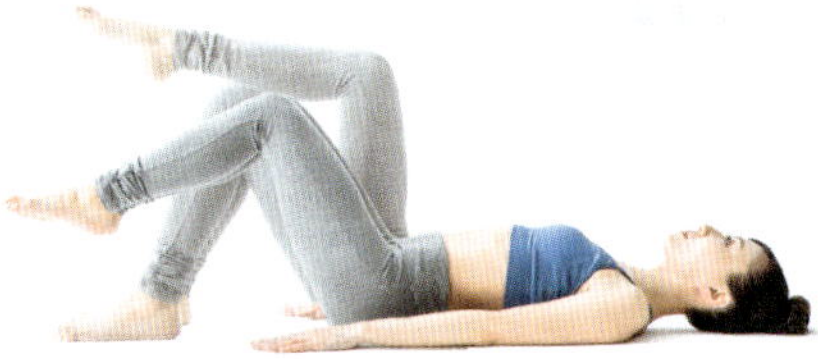

動きのイメージ

1 腹筋に力を入れて、テーブルトップ(P.57)を作って、息を吸って準備。

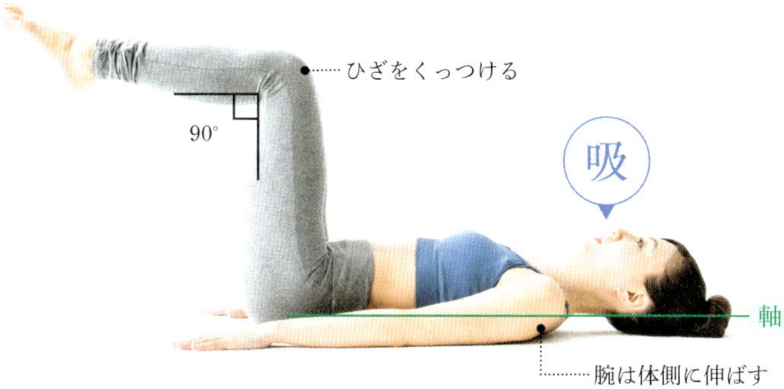

2 息を吐きながら両足を下ろす。

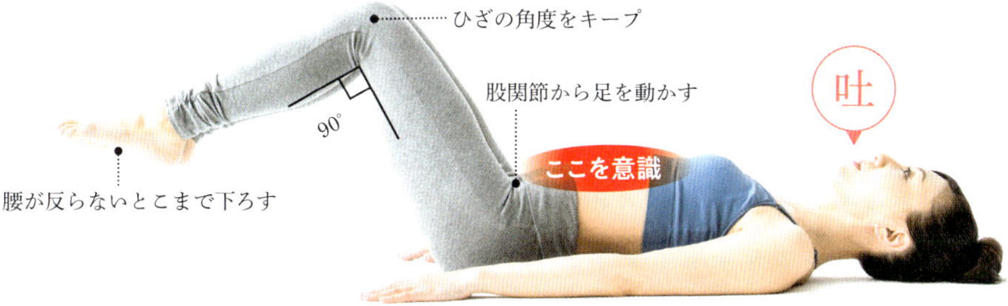

3 息を吸いながら両足を上げる。**2**に戻って3〜8回繰り返す。

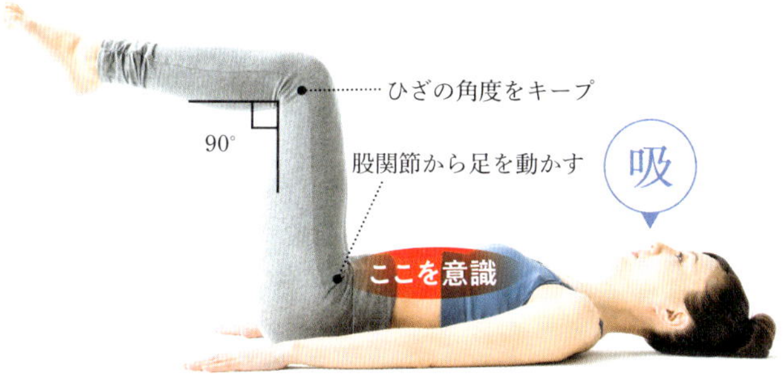

4 息を吐きながら
片足ずつ下ろす。

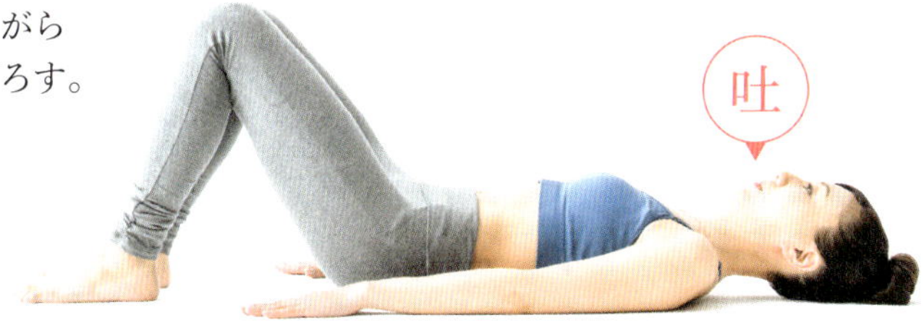

シングル・レッグ・ストレッチ

Single Leg Stretch

片足ずつ伸ばす腹筋強化エクササイズ

遠くに伸ばすイメージでつま先まで伸ばして股関節をストレッチ。

こんな人におすすめ▼

腰痛／股関節痛／骨盤周りの不調／ウエストシェイプ

［左右1セット1回］

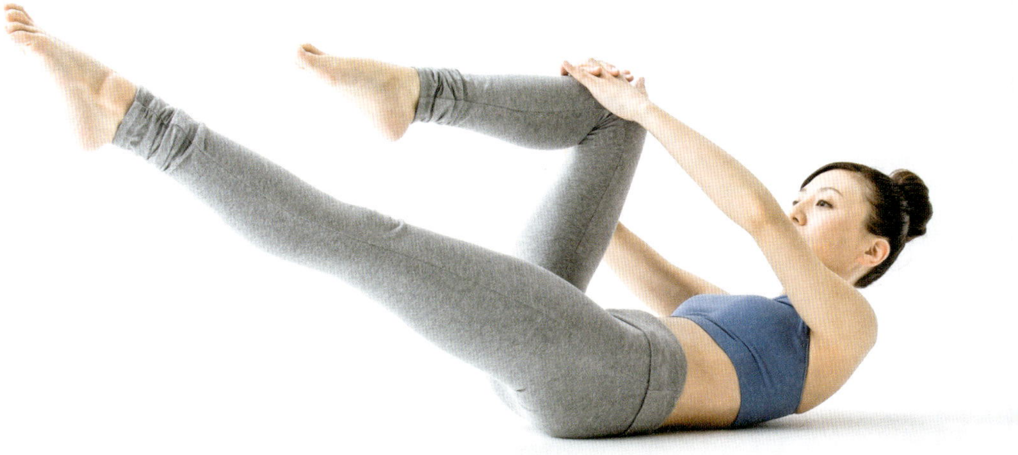

できているかCHECK!

- ☑ 骨盤が動いていないか。
- ☑ 上体が安定しているか。
- ☑ 足が遠くまで伸ばせているか。

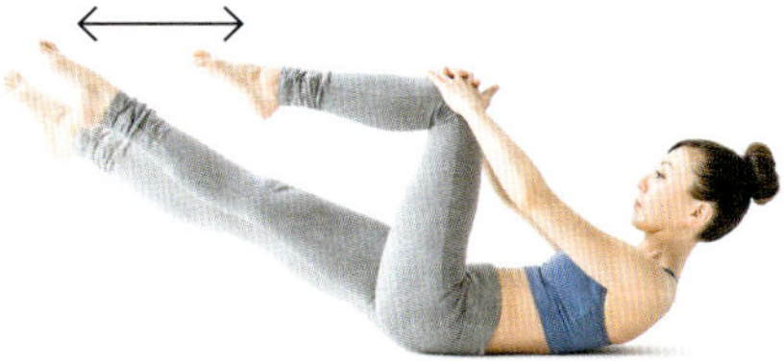

動きのイメージ

1 テーブルトップ(P.57)になり、頭から順番に背骨を持ち上げる。
息を吸って準備。

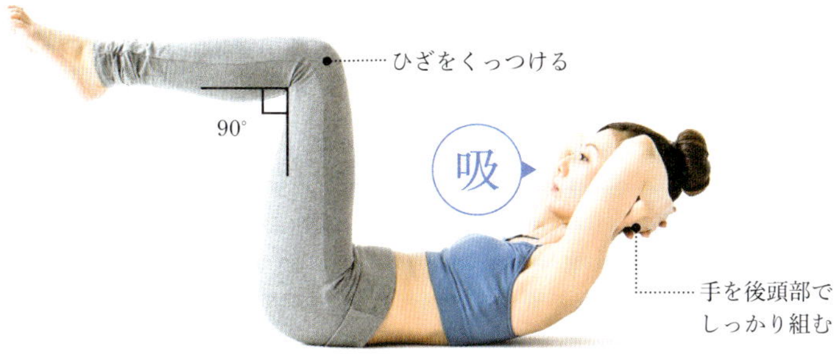

2 息を吐きながらひざに手を添えて、添えていない方の足を伸ばす。
息を吸い直す。

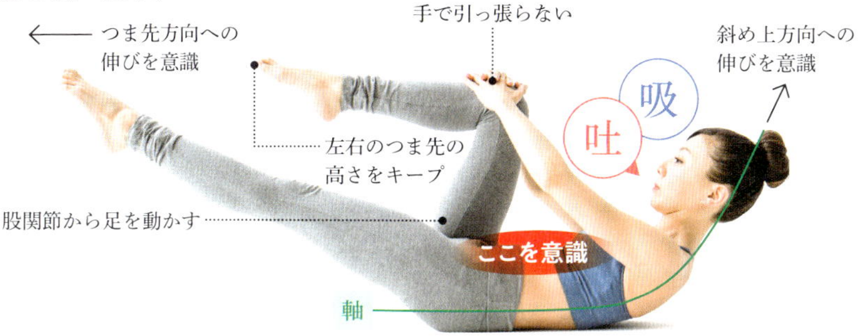

3 息を吐きながら、足を入れ替え、息を吸い直す。**2**に戻って3〜8回繰り返す。

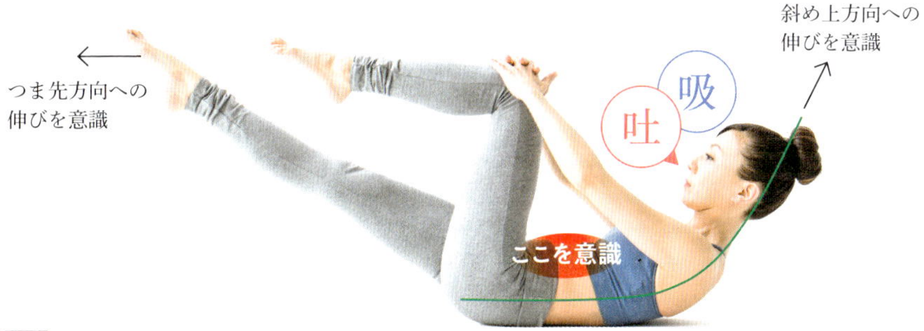

4 息を吐きながら片足ずつ下ろす。

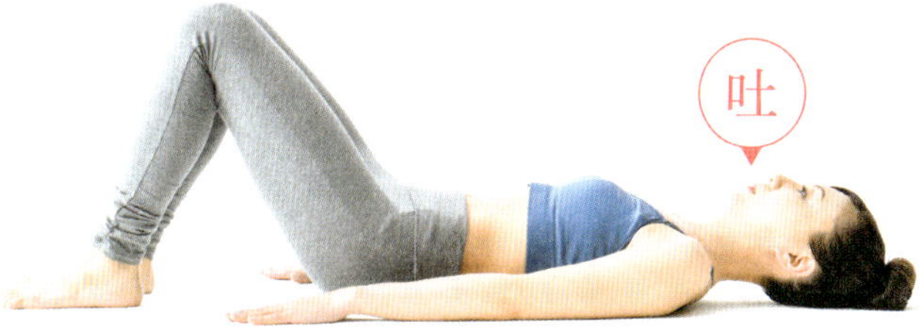

座ってダブル・レッグ・リフト

Seated Double Leg Lift

座った状態で両足を持ち上げるエクササイズ

腹筋の力で足を引き上げて、腹筋下部と股関節前側に負荷をかける。

こんな人におすすめ ▼

腰痛／股関節痛／骨盤周りの不調／ウエストシェイプ

［上下1セット1回］

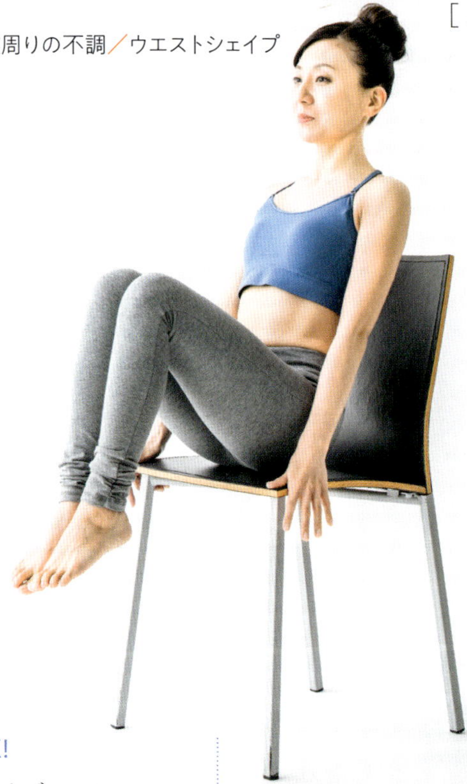

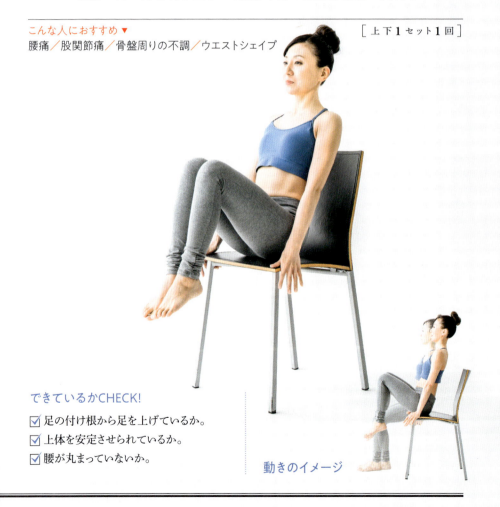

できているかCHECK!

- ☑ 足の付け根から足を上げているか。
- ☑ 上体を安定させられているか。
- ☑ 腰が丸まっていないか。

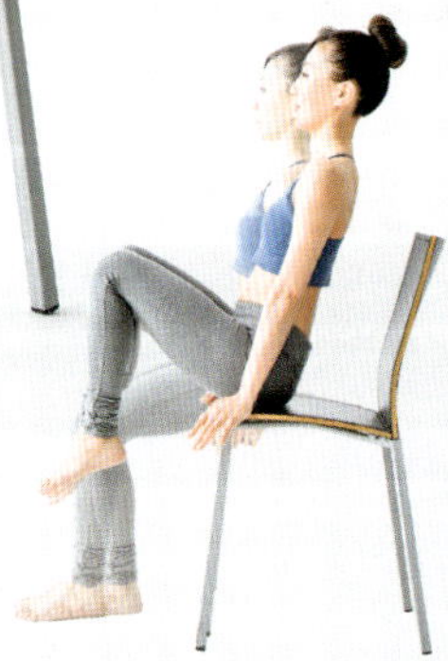

動きのイメージ

1 ニュートラルポジション(P.37)で座り、両手は軸を保てる場所に置く。息を吸って準備。

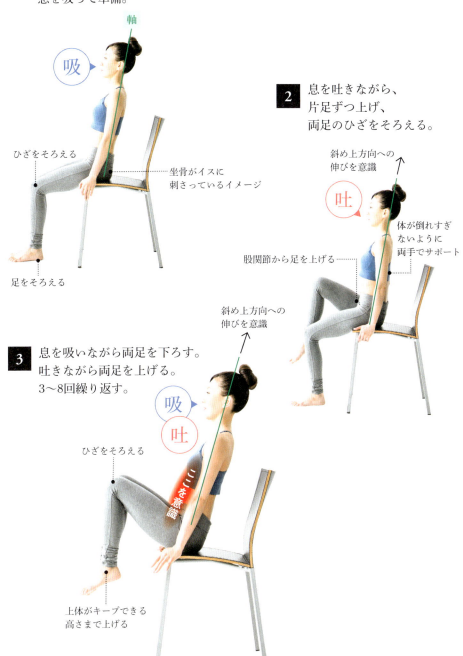

2 息を吐きながら、片足ずつ上げ、両足のひざをそろえる。

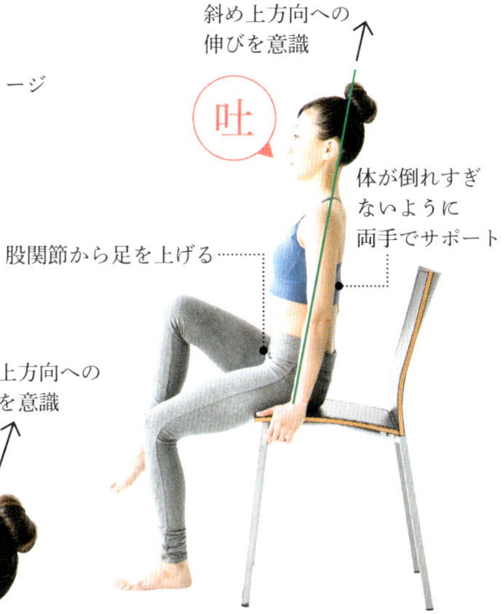

3 息を吸いながら両足を下ろす。吐きながら両足を上げる。3〜8回繰り返す。

背中の筋肉を動かす

《主な筋肉》
脊柱起立筋／多裂筋《たれつきん》／回旋筋《かいせんきん》など

可動域の小さい胸椎を動かして背骨全体を連動させる

背骨は、頸椎《けいつい》7個、胸椎《きょうつい》12個、腰《よう》椎《つい》5個（一番下の骨は仙骨、尾骨）で成り立っています。頸椎は比較的可動域が大きく、腰椎は前後の動きが得意。**胸椎はねじる動きが得意ですが、この中では一番可動域が小さく、周辺の筋肉が固まりやすい部分でもあります。**

胸椎は、肋骨や胸骨とともに肺や心臓を囲う胸郭を作っているので、緊張やストレスなどで呼吸が浅くなると、胸郭とともに硬くなります。胸椎の動きが悪くなると、頸椎や腰椎の負担が増えたり、背骨に守られている神経や血管、内臓がはたらくスペースが狭く（窮屈に）なってしまうことも。

そうした負の連鎖を起こさないためにも、**ピラティスのエクササイズと深い胸式呼吸を行って胸郭をよく動かすことがおすすめです。**胸椎の動きがよくなると、頸椎や腰椎も安定して動くようになり、背骨全体もほぐれていきます。

エクササイズで使う主な筋肉名

バック・エクステンション

→P.92

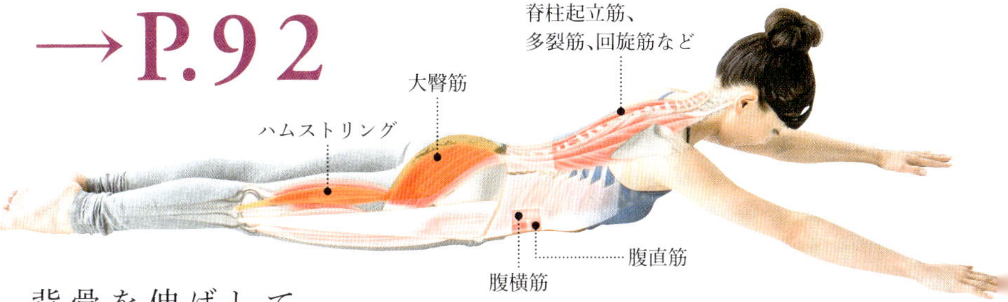

背骨を伸ばして上体を持ち上げる

背中上部の筋肉を使って、背骨の1つ1つを伸ばしていく意識をしながら、なめらかに動かしましょう。

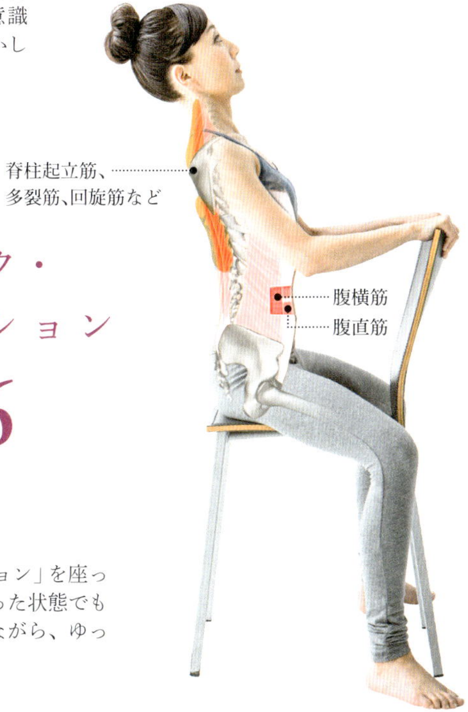

座ってバック・エクステンション

→P.96

座った状態で胸を開く

上の「バック・エクステンション」を座って行うバージョンです。座った状態でも背骨を伸ばすことを意識しながら、ゆっくりと動かします。

バック・エクステンション

Back Extension

背骨を伸ばして上体を持ち上げるエクササイズ

うつぶせの状態から背骨を伸ばしていく。

こんな人におすすめ ▶ 姿勢が悪い／ウエストシェイプ／ヒップアップ　［3～8回］

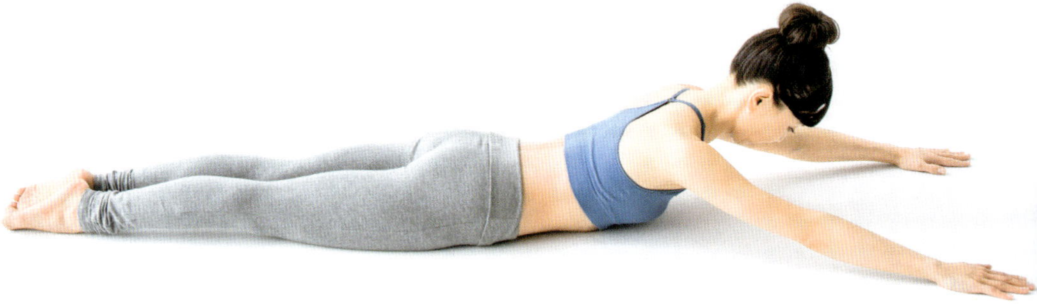

できているかCHECK!

- ☑ 足が浮いていないか。
- ☑ 腕の力で上体を上げていないか。
- ☑ 腰から反っていないか。

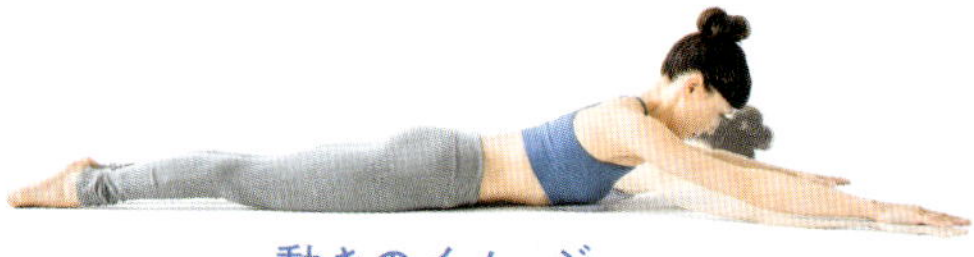

動きのイメージ

1 うつぶせのニュートラルポジション(P.40)で両腕を肩幅に伸ばして準備。

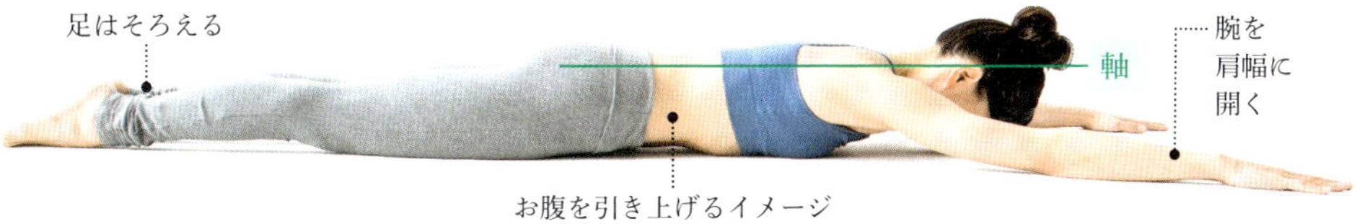

2 息を吸いながら、背骨の上から順番に持ち上げていく。

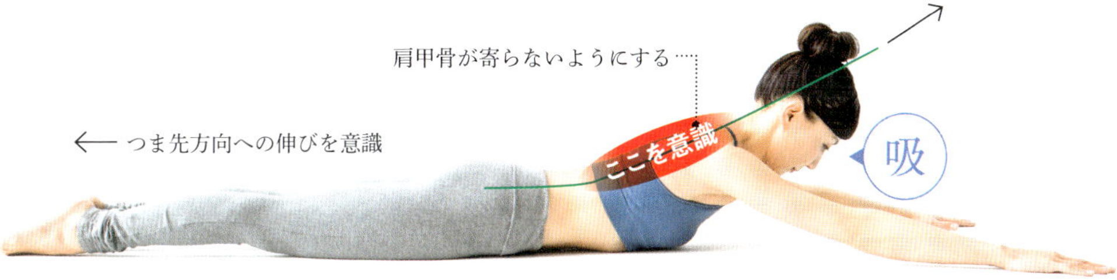

3 息を吐きながら、背骨を下から順番に、みぞおちから動かすイメージで下ろしていく。**2**に戻って繰り返す。

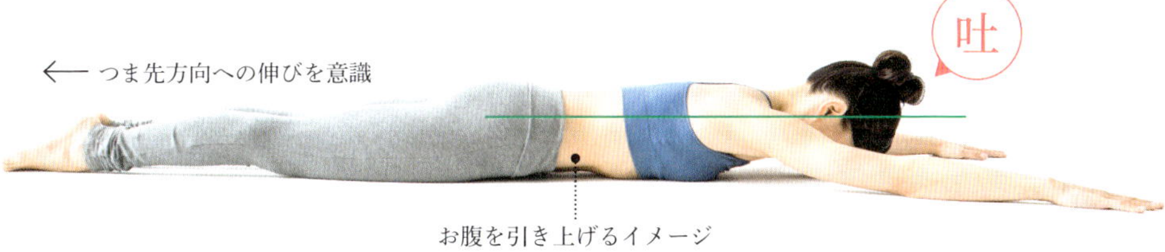

Challenge

両手を肩の高さで
持ち上げると、
背筋への強度が上がる。

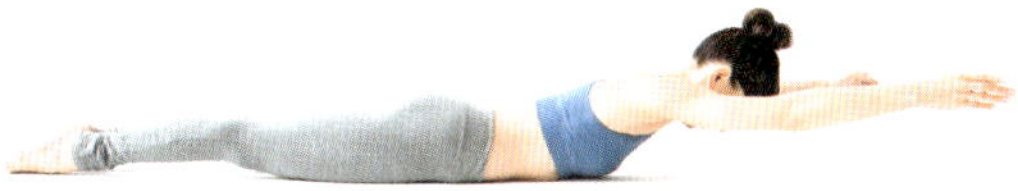

スイミング（腕振り）

Swimming

泳ぐように腕を動かすエクササイズ

うつぶせの状態で腕を前に伸ばし、下半身を腹筋でしっかり支える。

こんな人におすすめ ▶ 姿勢が悪い／ウエストシェイプ／ヒップアップ　［左右**1**セット**3**回］

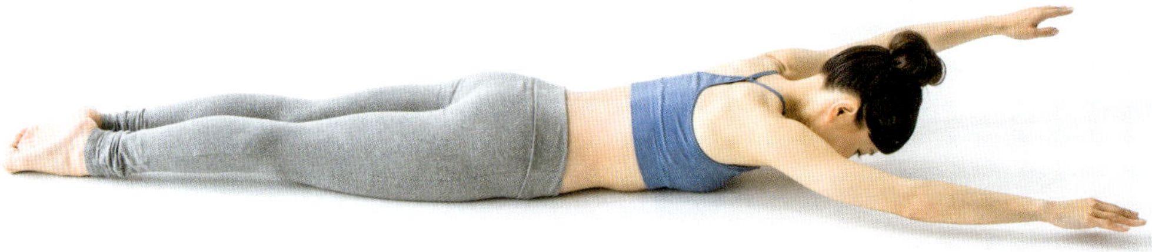

できているかCHECK!

- ☑ 足が浮いていないか。
- ☑ 腰が反っていないか。
- ☑ 肩が耳に近づいていないか。

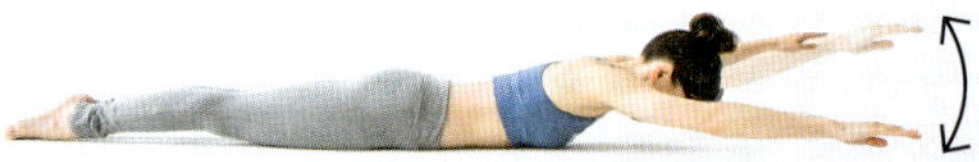

動きのイメージ

1 息を吸いながら、背骨を上から順番に持ち上げる。
息を吐きながら両腕を浮かせ、息を吸い直す。

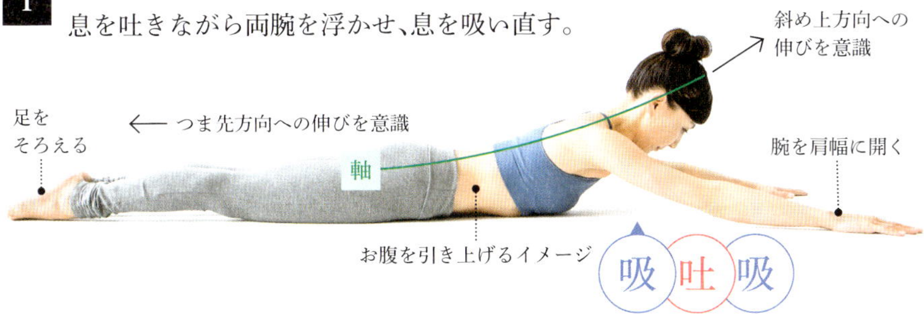

2 息を吐きながら、片腕を耳の高さぐらいまで上げる。息を吸いながら戻す。

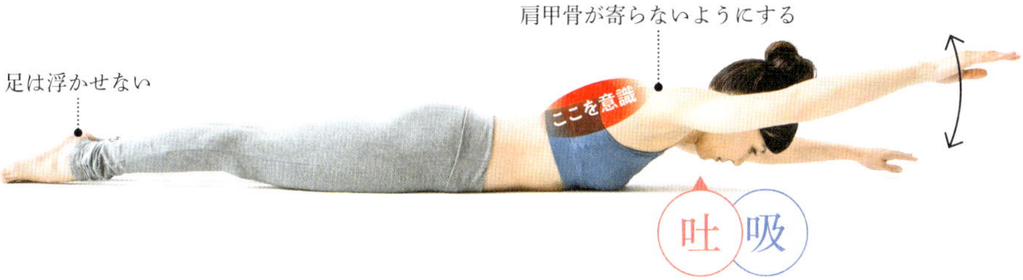

3 息を吐きながら反対の腕を同様に持ち上げ、息を吸いながら戻す。

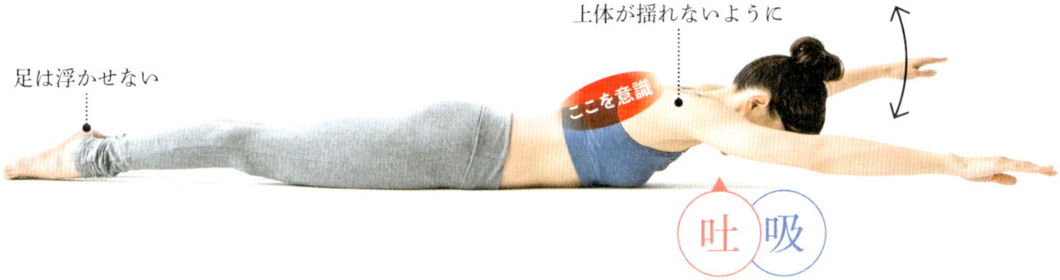

4 息を吐きながらゆっくりと腕を下ろす。

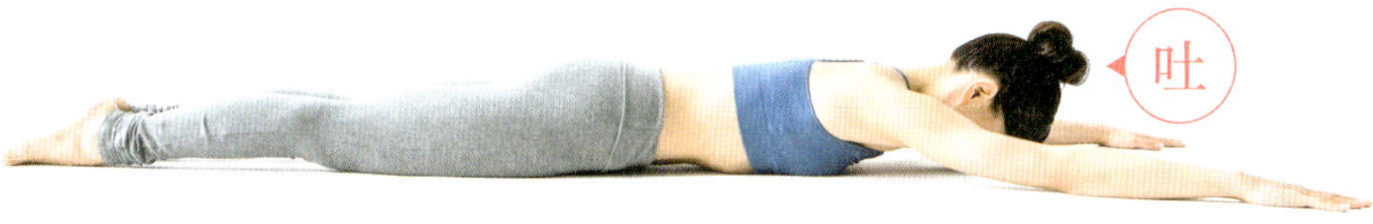

座ってバック・エクステンション

Seated Back Extension

座った状態で胸を開くエクササイズ

座って行うバック・エクステンション。上に伸びるイメージで。

こんな人におすすめ ▶ 姿勢が悪い／ウエストシェイプ／ヒップアップ　［3～8回］

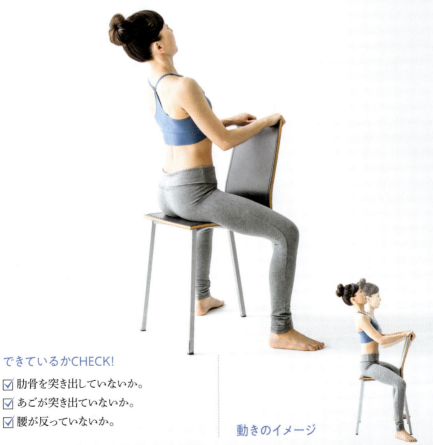

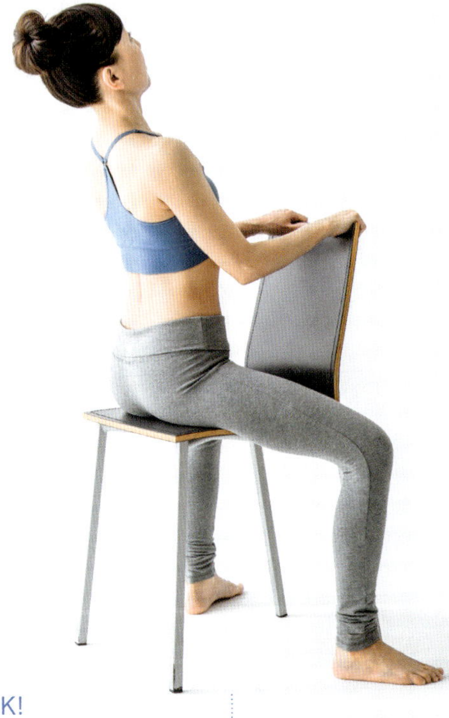

できているかCHECK!

- ☑ 肋骨を突き出していないか。
- ☑ あごが突き出ていないか。
- ☑ 腰が反っていないか。

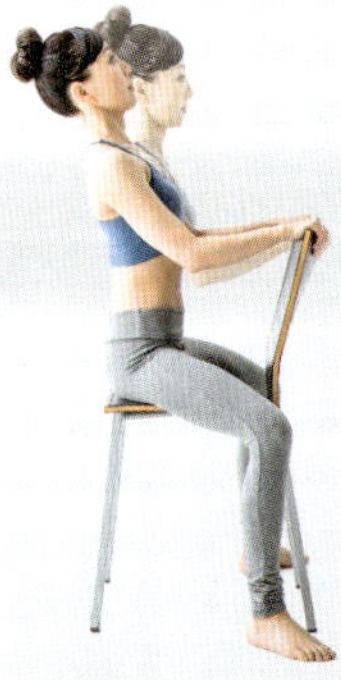

動きのイメージ

1 イスの背を持ち、ニュートラルポジション（P.37）で、息を吸って準備。

軸
吸
坐骨がイスに刺さっているイメージ
自然にイスをまたぐ
かかとを床につける

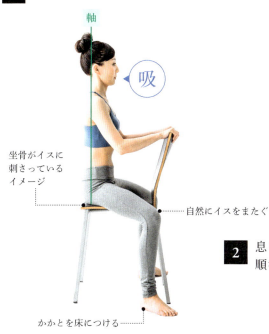

2 息を吐きながら、背骨を上から順番に後ろに倒していく。

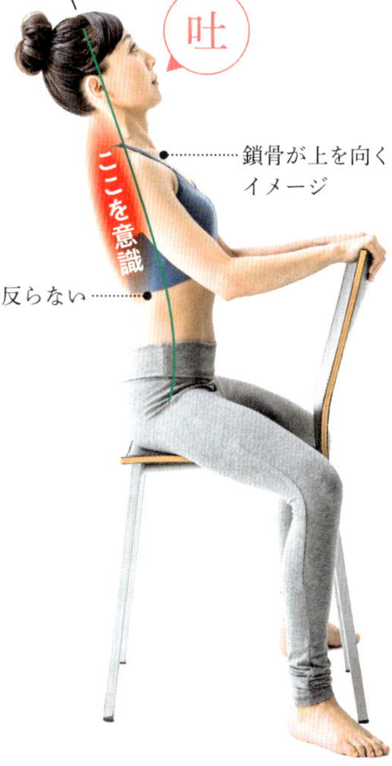
斜め上方向への伸びを意識
吐
ここを意識
鎖骨が上を向くイメージ
腰は反らない

3 息を吸いながら、背骨を下から積み上げるように戻していく。**2**に戻って繰り返す。

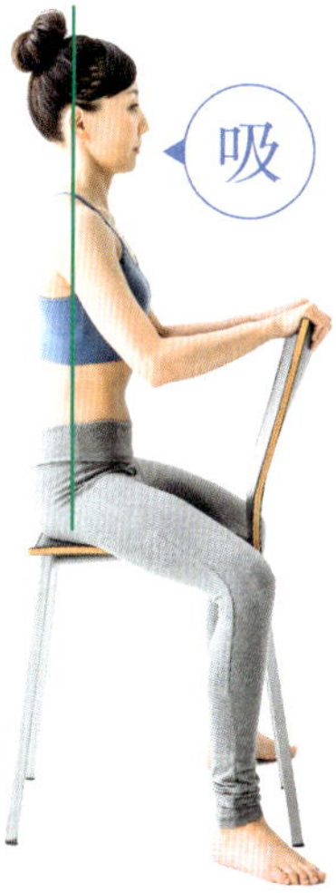
吸

股関節の筋肉を動かす

《主な筋肉》
腸腰筋（大腰筋、腸骨筋）／梨状筋／
大臀筋／中臀筋／小臀筋／内転筋群／縫工筋

腰痛、ひざ痛の原因になりやすい
股関節の筋肉をよく動かす

股関節とは、骨盤と太ももの骨（大腿骨《だいたいこつ》）の連結部分のこと。骨盤に球状の骨がはまり込む「球関節《きゅうかんせつ》」という特殊な形で連結しています。前後左右に１２０度ほどの広い可動域を持ち、グルグルと回せる一方で、特に女性は先天的に異常が見られることも多く、大人になってから不調が起こりやすい関節でもあります。

股関節に動きの制限が生じると、その代償動作でひざや腰、骨盤のバランスが崩れ、過剰な負荷がかかることに。結果として、股関節周辺の痛み（付け根の痛み）に限らず、腰やひざに痛みが生じ、ひどいケースでは変形にいたることもあります。

また、股関節の筋肉が硬くなると、歩く姿勢も崩れて歩幅が狭くなってしまいます。

ピラティスの股関節のエクササイズでは、筋肉を調和させて動かすことで普段の足運びがスムーズになります。同時に、骨盤を常に安定させられる筋力をつけていきましょう。

エクササイズで使う主な筋肉名

レッグ・サークル

→P.100

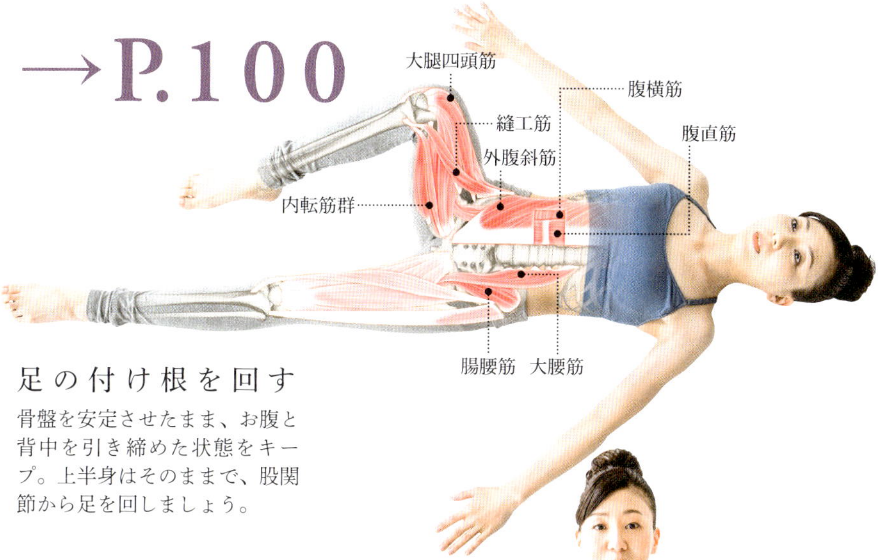

足の付け根を回す

骨盤を安定させたまま、お腹と背中を引き締めた状態をキープ。上半身はそのままで、股関節から足を回しましょう。

プリエ

→P.104

ひざを曲げ伸ばしする

バレリーナの立ち姿勢をイメージします。上半身と骨盤を安定させ、股関節とひざをスムーズに動かしましょう。

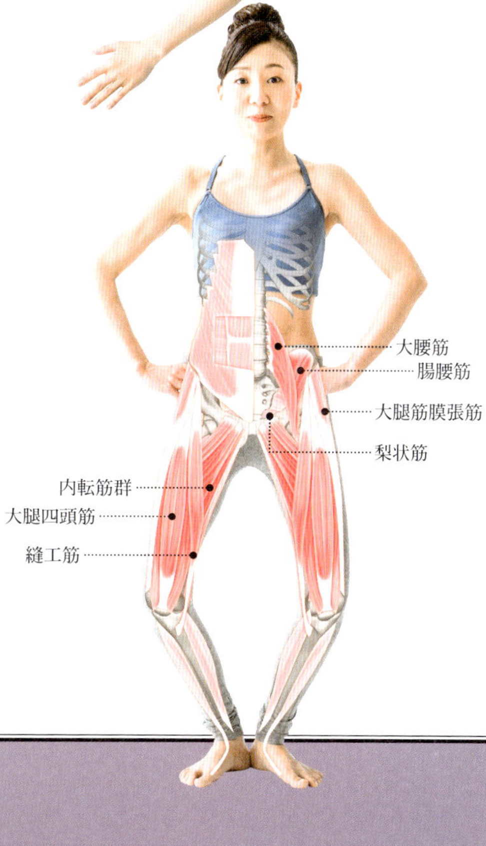

Hip joint

股関節 #01

レッグ・サークル

Leg Circle

足の付け根を回すエクササイズ

股関節周りの筋肉を意識して回していく。

こんな人におすすめ ▶ 腰痛／股関節痛／骨盤周りの不調／むくみ　［左右1セット1回］

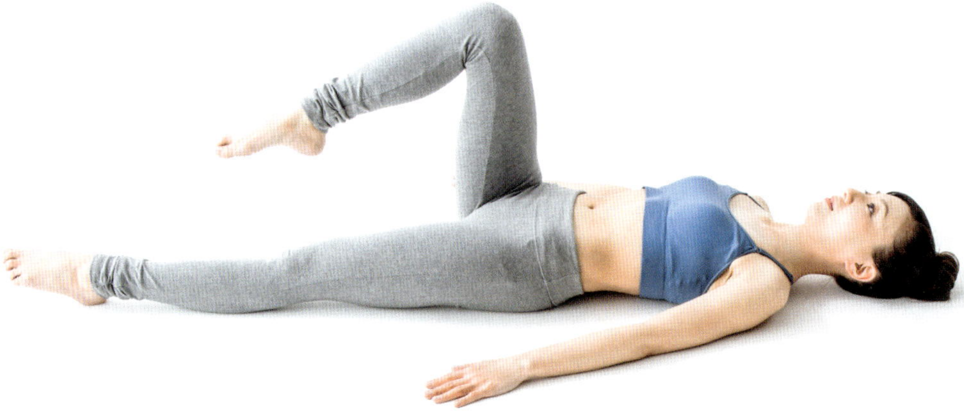

できているかCHECK!

- ☑ 足の付け根から回せているか。
- ☑ ひざが倒れていないか。
- ☑ 骨盤のニュートラルが保てているか。

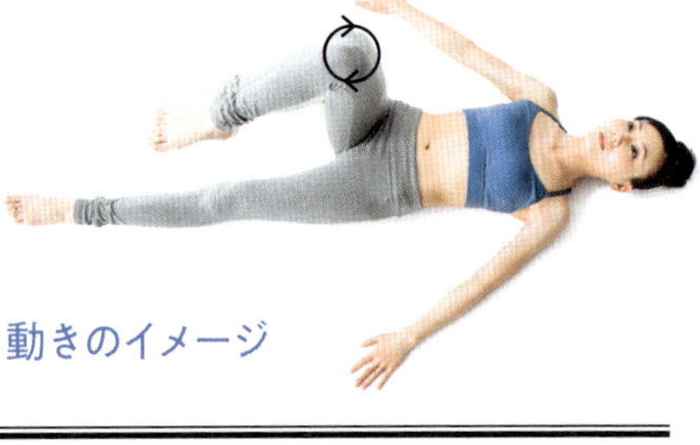

動きのイメージ

1 あおむけになり、ひざを曲げたまま右足を股関節から90°に上げる。息を吸って準備。

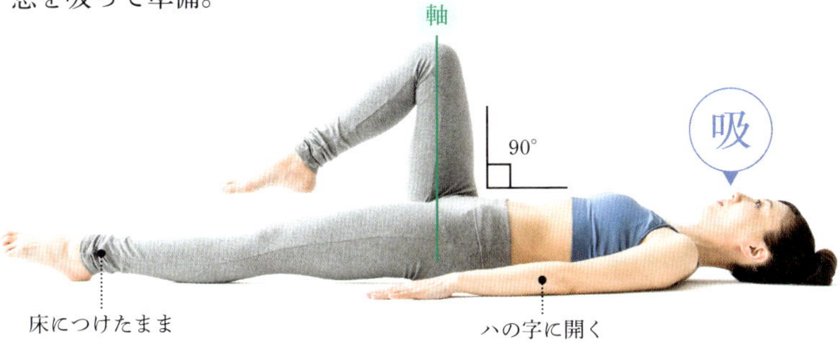

2 骨盤が動かないように意識して、息を吐きながら股関節から3〜5回ゆっくりと足を回す。息を吸い直して、吐きながら反対回し。

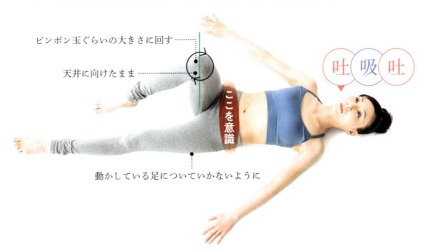

3 息を吸いながら足を入れ替えて、反対足も同様に。

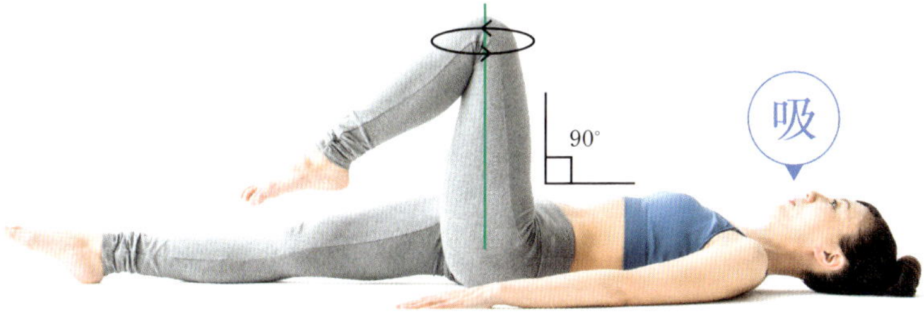

Hip joint

股関節 #02

フロッグ

Frog

カエルの足の動きのエクササイズ

ひざを曲げ伸ばして股関節の柔軟性のアップと筋力強化。

こんな人におすすめ ▶ 腰痛／ひざ痛／股関節痛／骨盤周りの不調／むくみ ［3～8回］

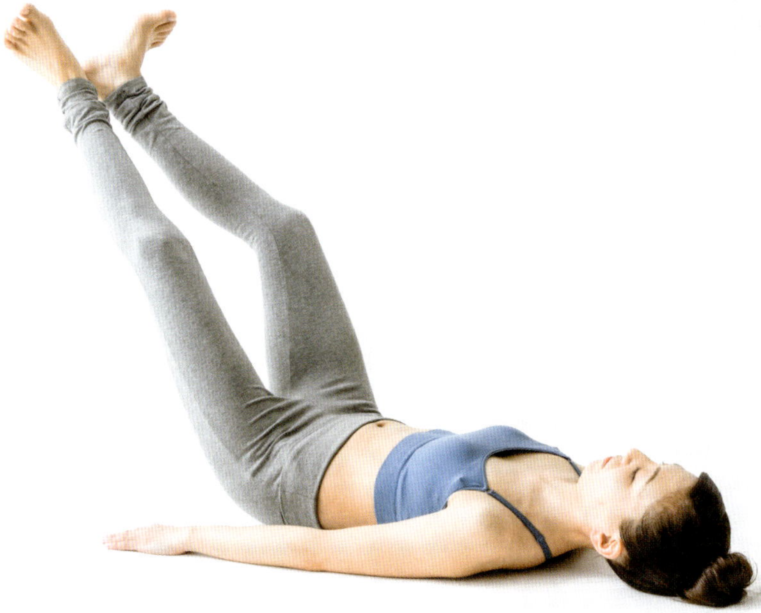

できているかCHECK!

- ☑ ピラティスV（P.56）が保てているか。
- ☑ 骨盤のニュートラルを保てているか。
- ☑ 両足を一緒に動かせているか。

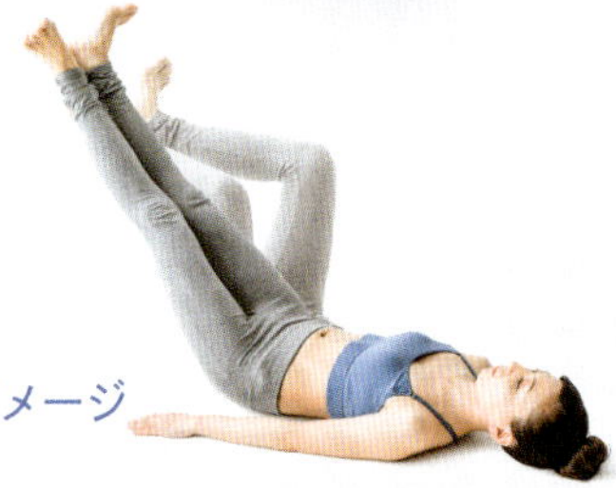

動きのイメージ

1 テーブルトップ(P.57)から、かかとを合わせピラティスV(P.56)に。息を吸って準備。

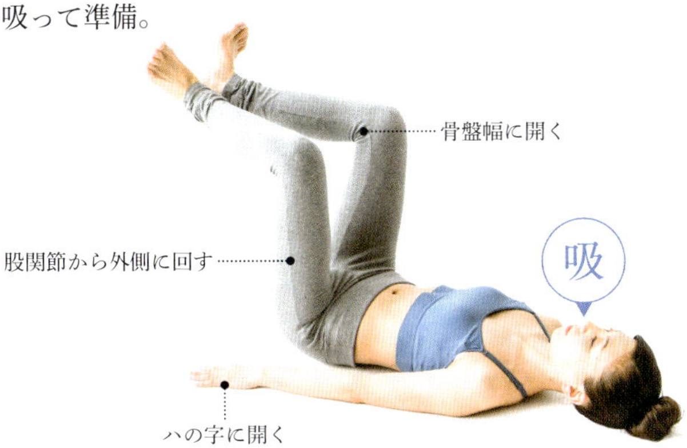
骨盤幅に開く
股関節から外側に回す
吸
ハの字に開く

2 息を吐きながら、ひざを閉じるように斜め前方へ足を伸ばす。

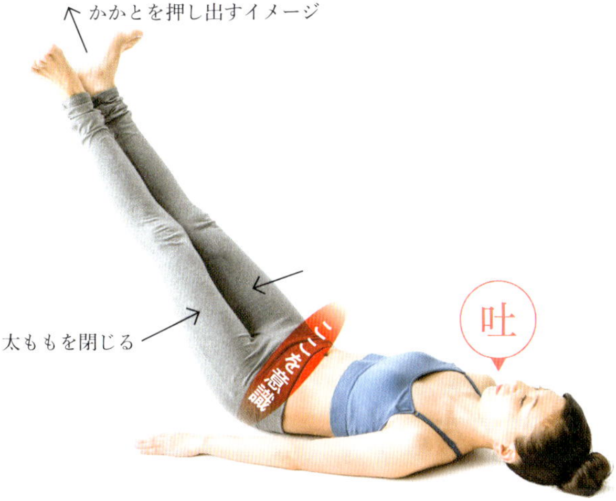
かかとを押し出すイメージ
太ももを閉じる
ここを意識
吐

3 息を吸いながら股関節から足を引き寄せ、ひざを開く。
2に戻って繰り返す。

かかとをつけたまま
吸
お尻を持ち上げない

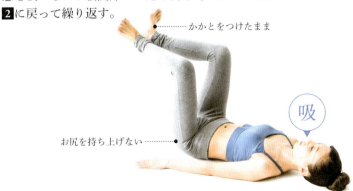

Hip joint

股関節 #03

プリエ

Plie

ひざを曲げ伸ばしするエクササイズ

股関節の柔軟性と筋力を強化する。

こんな人におすすめ ▶ 腰痛／ひざ痛／股関節痛／骨盤周りの不調／むくみ　［3～8回］

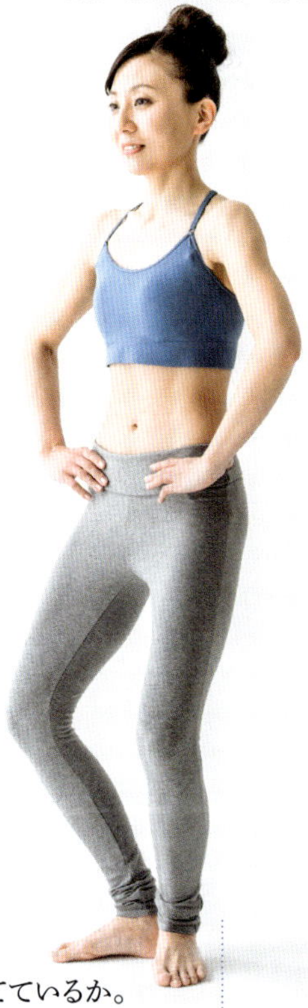

できているかCHECK!

- ☑ 骨盤のニュートラルを保てているか。
- ☑ 姿勢を保てているか。
- ☑ ひざはつま先の角度に合わせて開けているか。

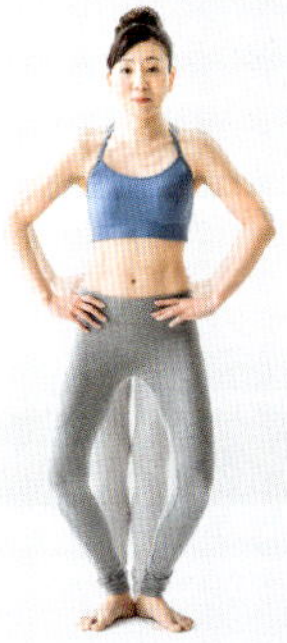

動きのイメージ

1 立位のニュートラルポジション(P.36)に。
かかとを合わせ、ピラティスV(P.56)で息を吸って準備。

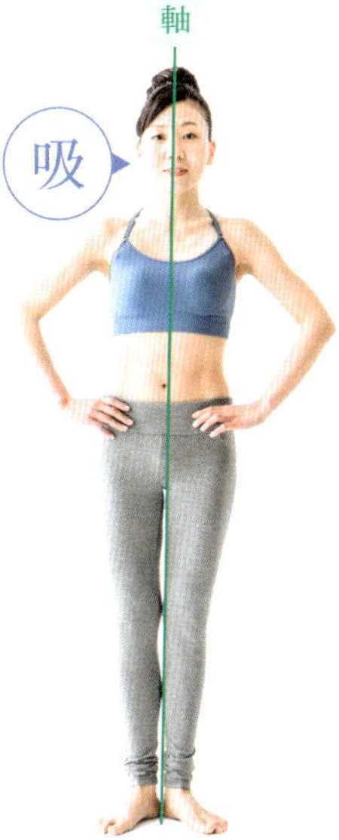
軸
吸

2 息を吐きながら、股関節を外側に回し、
ゆっくりと骨盤を下ろしていく。

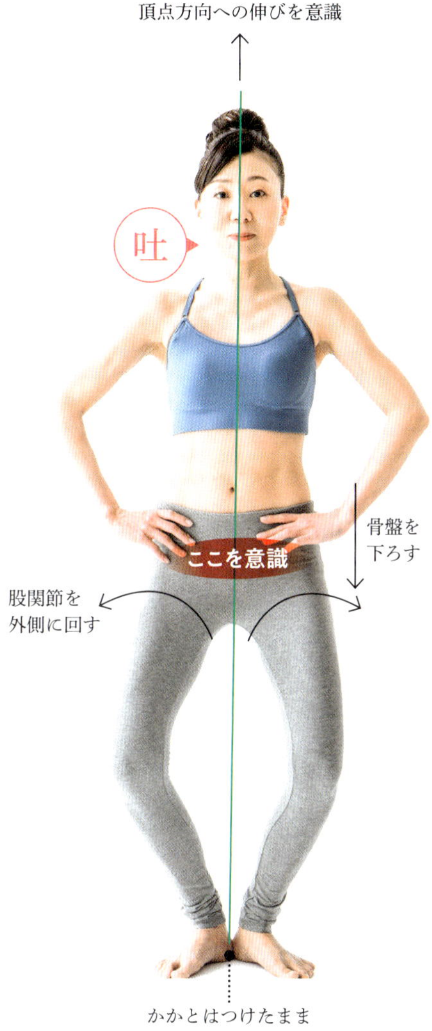
頂点方向への伸びを意識
吐
ここを意識
骨盤を下ろす
股関節を外側に回す
かかとはつけたまま

3 息を吸いながらゆっくりと
骨盤を上げていく。
2に戻って繰り返す。

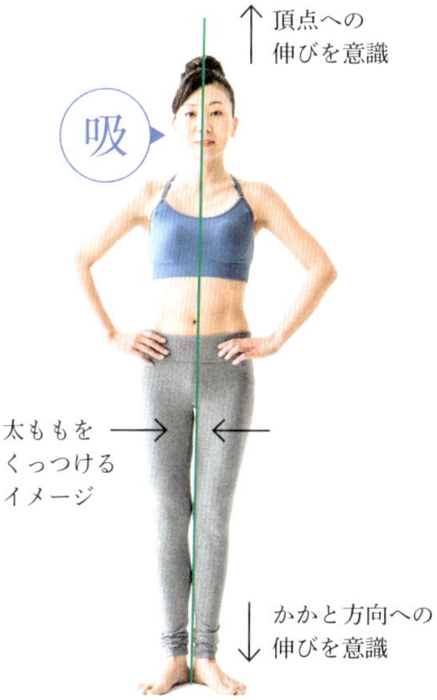
頂点への伸びを意識
吸
太ももをくっつけるイメージ
かかと方向への伸びを意識

お尻の筋肉を動かす

《主な筋肉》

腸腰筋（大腰筋、腸骨筋）／梨状筋／
大臀筋／中臀筋／小臀筋／縫工筋

座ってばかりの現代人に多い骨盤の位置や形の崩れを阻止する

立つ、歩く、走るなど、足の動きと連動しているのがお尻の筋肉。お尻には表層の大臀筋《だいでんきん》をはじめ、深層には中臀筋《ちゅうでんきん》、小臀筋《しょうでんきん》などが存在します。

お尻の形を作る大きな大臀筋は、人間が直立二足歩行する上で発達した特有の筋肉。この筋肉がうまくはたらかないと、骨盤前側の深層を走る腸《ちょう》腰筋《ようきん》が縮こまり、骨盤が前傾してしまいます。

座っていることが多い現代人は、お尻の筋肉も衰えがち。すると骨盤自体のバランスも崩れ、周辺の筋肉のはたらきも悪くなってしまいます。たとえば、骨盤底筋群がうまく収縮できないと尿漏れが起こりやすくなり、そけい部の過剰な緊張は血液やリンパの流れを阻害することも。また、中臀筋の硬化が腰や足に痛みを起こしたり、仙骨と大腿骨をつなぐ梨状筋《りじょうきん》の過剰な緊張が骨盤の歪みとともに坐骨神経痛を引き起こすこともあります。**ピラティスで骨盤周りの筋肉をバランスよく鍛えていくといいでしょう。**

エクササイズで使う主な筋肉名

サイド・キック

→P.110

横向きで股関節から足を動かす

上の足を股関節から前後に動かします。足が後ろに行ったときには、お尻の筋肉を使っていることを感じましょう。

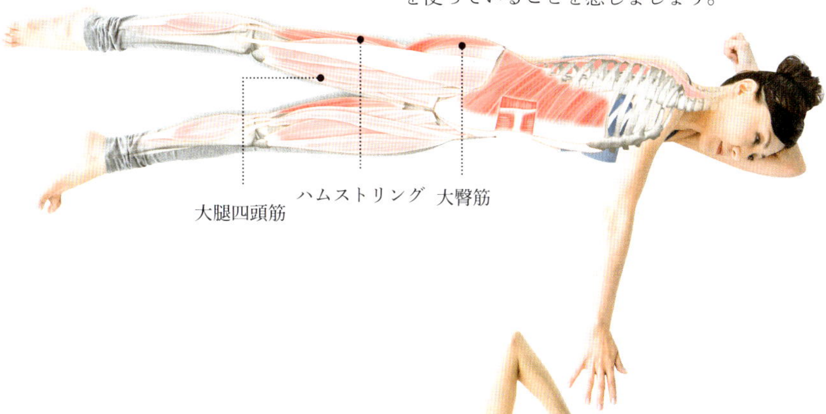
ハムストリング
大臀筋
大腿四頭筋

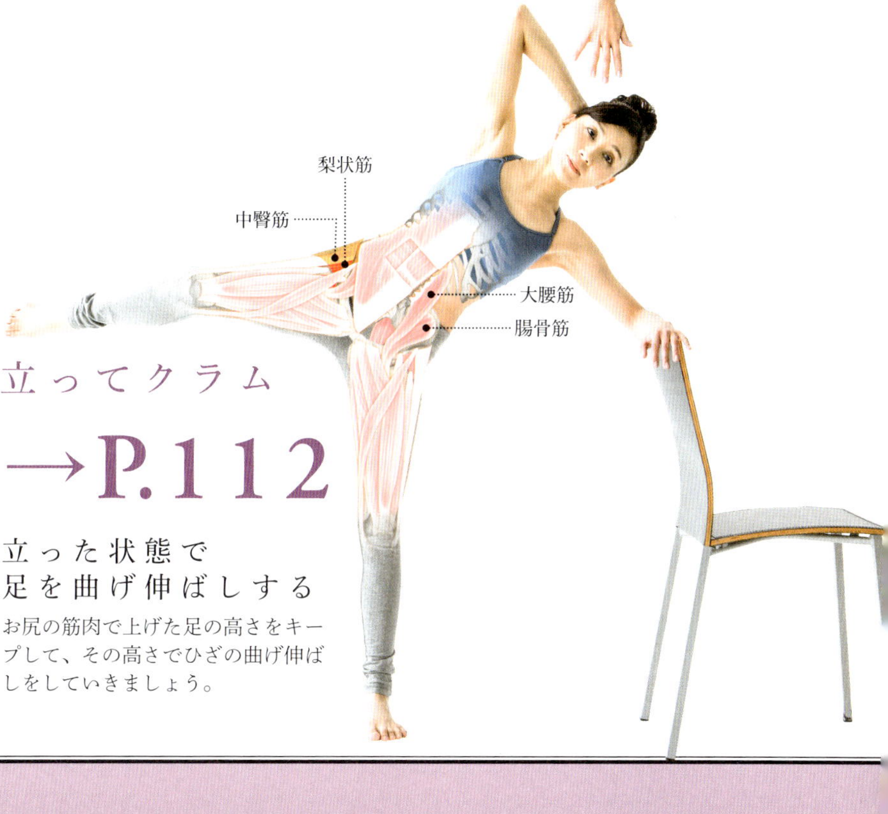
梨状筋
中臀筋
大腰筋
腸骨筋

立ってクラム

→P.112

立った状態で足を曲げ伸ばしする

お尻の筋肉で上げた足の高さをキープして、その高さでひざの曲げ伸ばしをしていきましょう。

クラム

Clam

二枚貝をイメージしたエクササイズ

ひざを開いてお尻の筋力強化。

こんな人におすすめ ▶

腰股関節痛／骨盤周りの不調／姿勢の悪さ／ヒップアップ

［左右各5回］

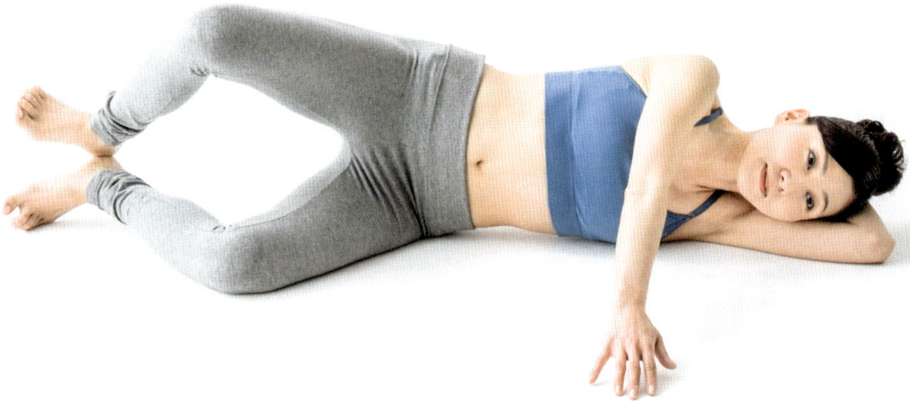

できているかCHECK!

- ☑ 骨盤をまっすぐキープできているか。
- ☑ 下側のわき腹も意識できているか。
- ☑ お尻の筋肉を使えているか。

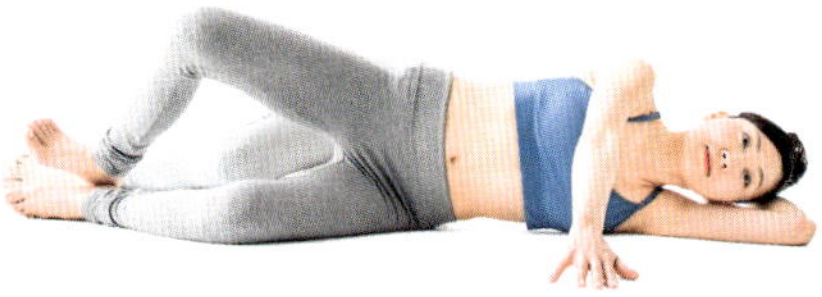

動きのイメージ

1 横向きニュートラルポジション(P.41)。ひざを曲げて、お尻とかかとをそろえる。息を吸って準備。

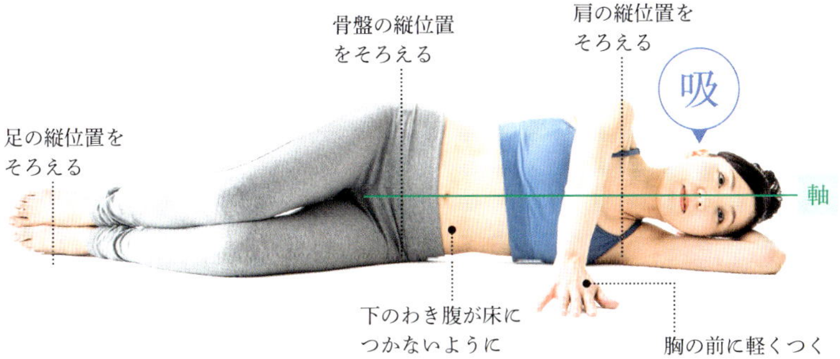

2 かかとを合わせたまま、息を吐きながら股関節を外側に回し、足を開く。

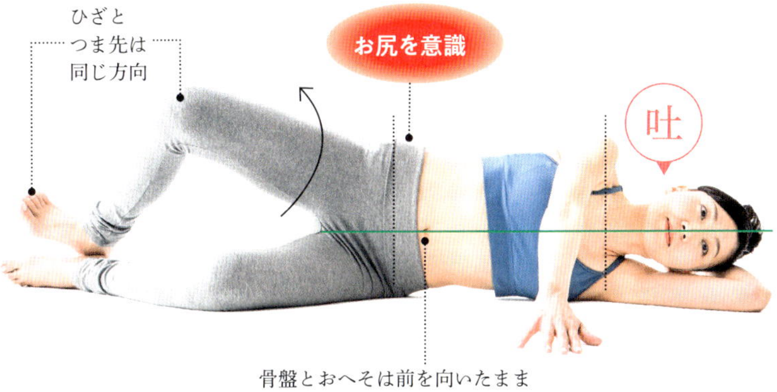

3 息を吸いながら、股関節を内側に回して足を閉じる。**2**に戻って繰り返す。

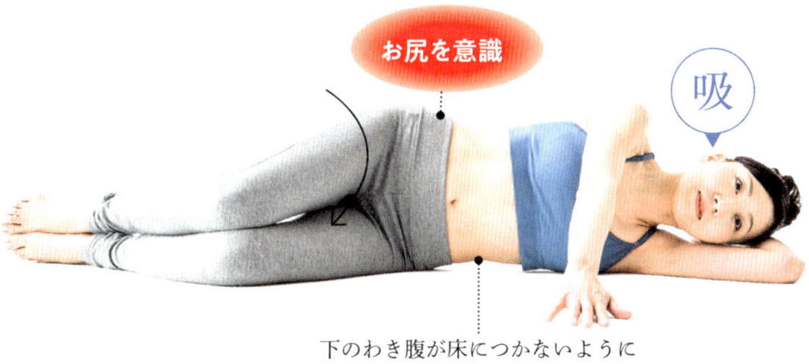

4 反対側も同様に行う。

Glutes

お尻 #02

サイド・キック

Side Kick

横向きで股関節から足を動かすエクササイズ

足を前後に動かすことで太ももからお尻にかけての筋肉を強化。

こんな人におすすめ ▶

腰股関節痛／骨盤周りの不調／姿勢の悪さ／ヒップアップ

［左右各5回］

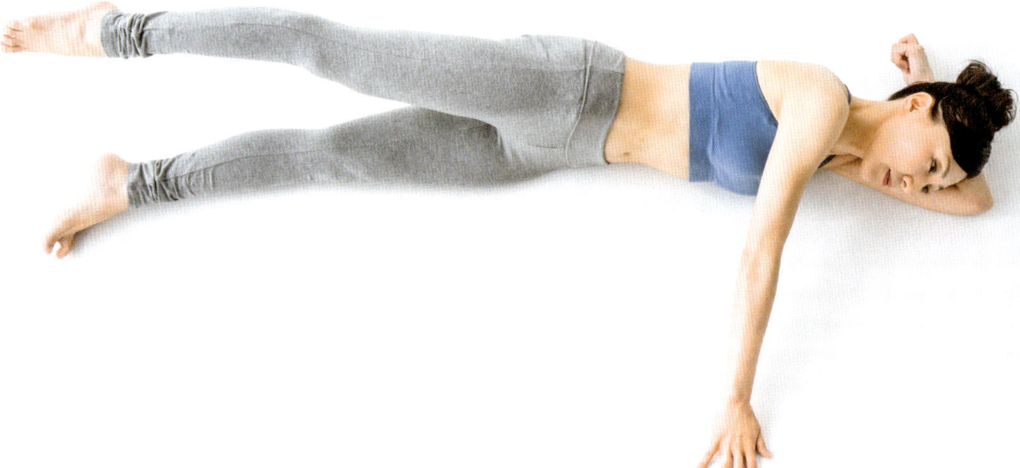

できているかCHECK!

- ☑ 骨盤が足と一緒に動いていないか。
- ☑ わき腹は床についていないか。
- ☑ 股関節から動かせているか。

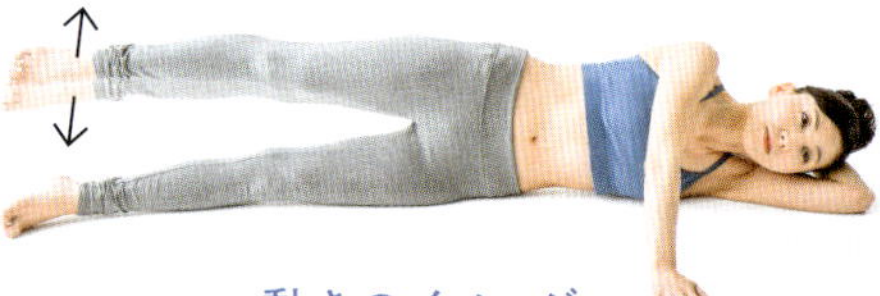

動きのイメージ

1 横向きニュートラルポジション(P.41)。下の腕を曲げて頭を乗せる。上の足を骨盤幅に持ち上げる。息を吸って準備。

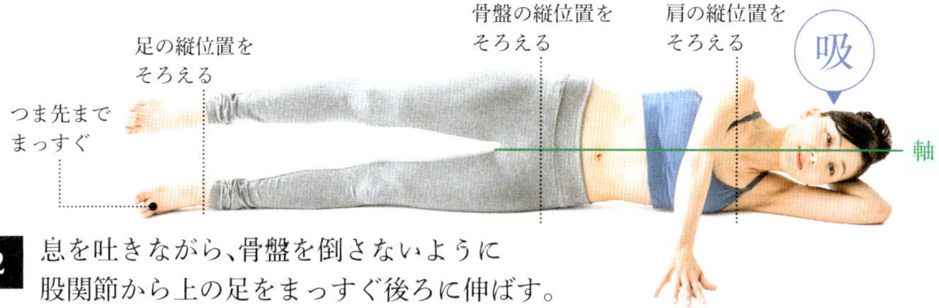

2 息を吐きながら、骨盤を倒さないように
股関節から上の足をまっすぐ後ろに伸ばす。

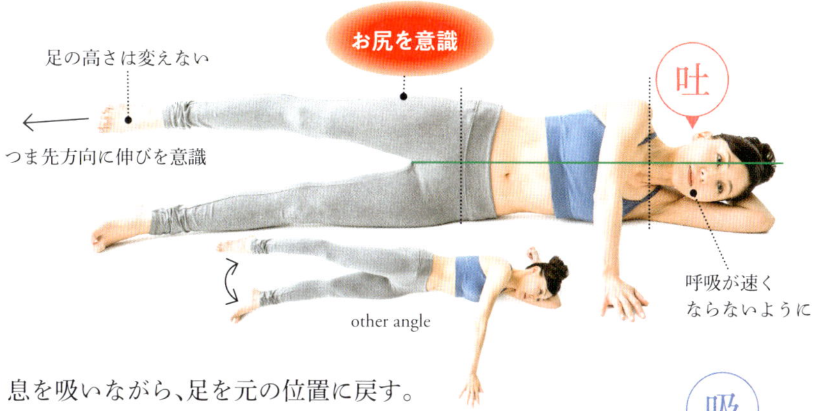

3 息を吸いながら、足を元の位置に戻す。

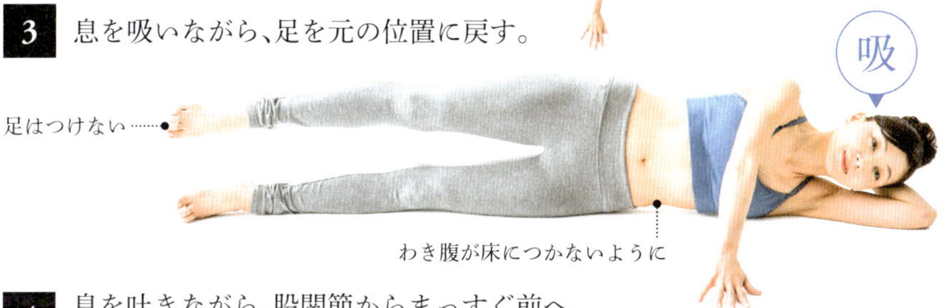

4 息を吐きながら、股関節からまっすぐ前へ。
息を吸い直して 2 に戻り、繰り返す。

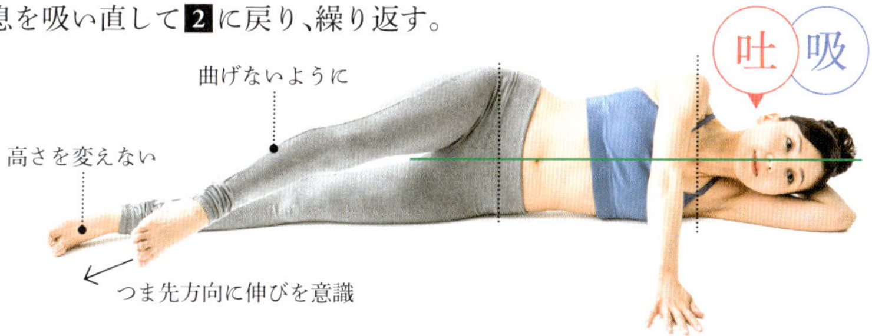

5 足を下ろす。反対側も同様に行う。

Glutes

お尻 #03

立ってクラム

Standing Clam

立った状態で行う二枚貝のエクササイズ

お尻の筋肉で足を持ち上げて曲げ伸ばしする。

こんな人におすすめ ▶

腰股関節痛／骨盤周りの不調／姿勢の悪さ／ヒップアップ

［左右各5回］

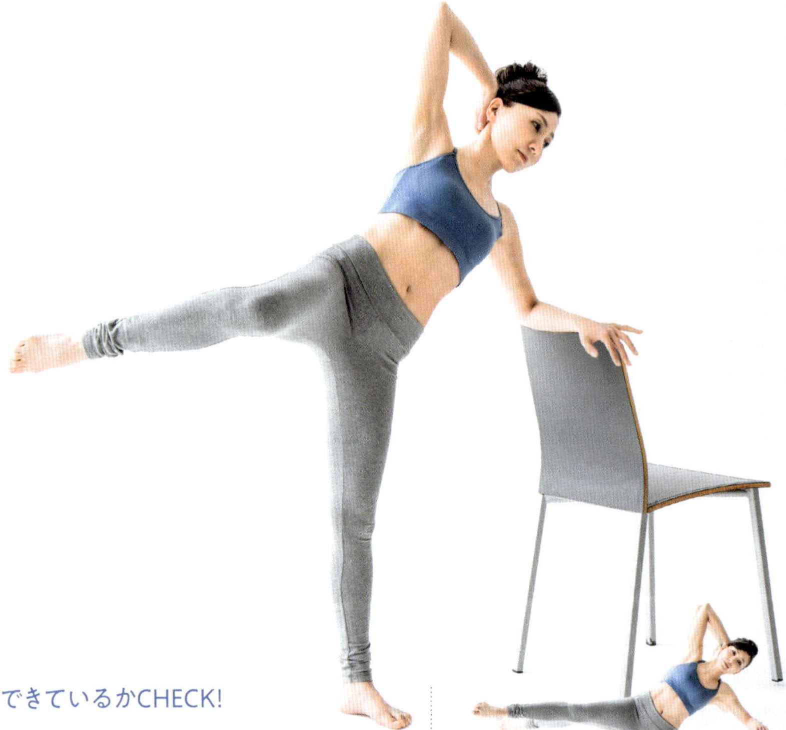

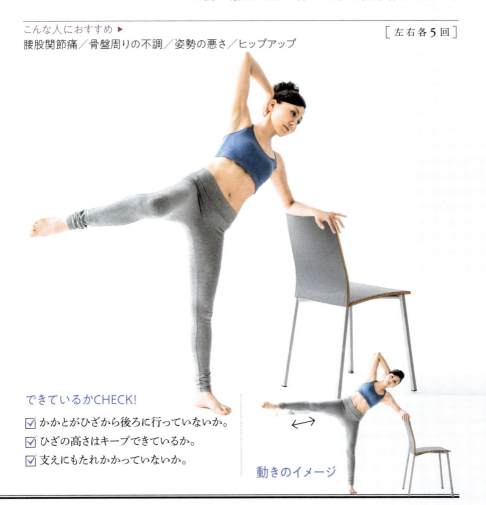

できているかCHECK!

- ☑ かかとがひざから後ろに行っていないか。
- ☑ ひざの高さはキープできているか。
- ☑ 支えにもたれかかっていないか。

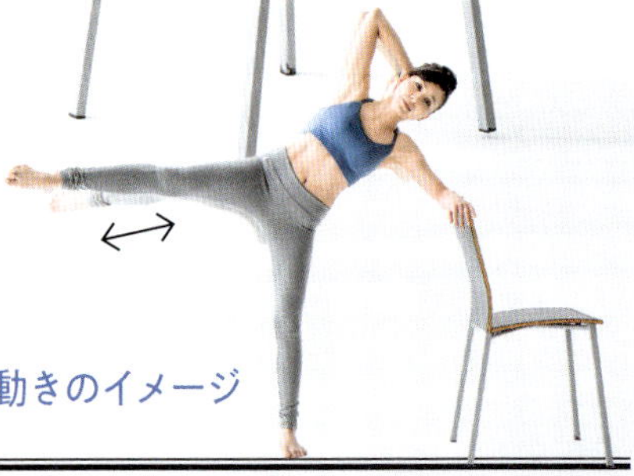

動きのイメージ

1 イスの背を持って体を支え、股関節からお腹の方へひざを曲げ、足を上げる。息を吸って準備。

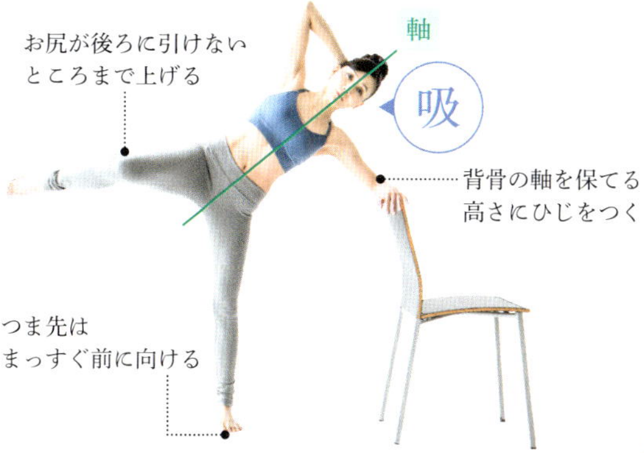

2 息を吐きながら、ひざの高さを変えないように足を伸ばす。

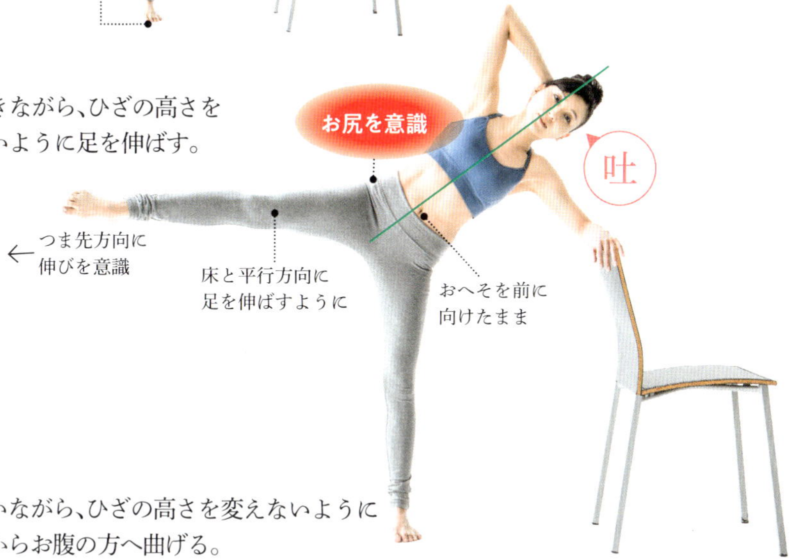

3 息を吸いながら、ひざの高さを変えないように股関節からお腹の方へ曲げる。
2に戻って繰り返す。

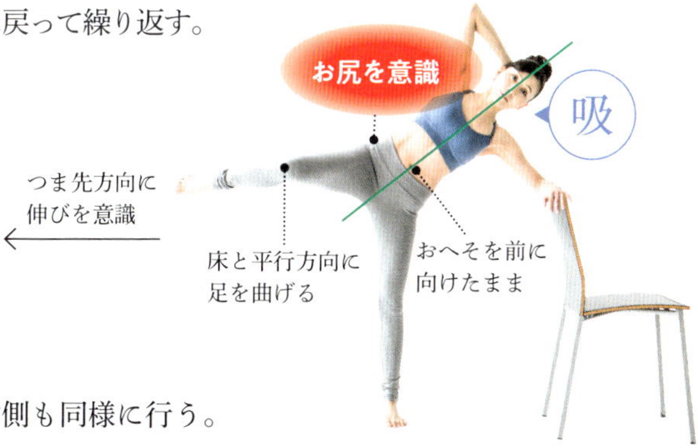

4 反対側も同様に行う。

太ももの筋肉を動かす

《主な筋肉》
大腿四頭筋（大腿直筋、外側広筋、中間広筋、内側広筋）／
ハムストリング（大腿二頭筋／半腱様筋／半膜様筋）／
内転筋（大・長・短）／大腿筋膜張筋

骨盤やひざの動き、安定に関係する
太ももの筋肉をバランスよく使う

太ももは、前側が大腿四頭筋《だいたいしとうきん》、後ろ側がハムストリングに覆われています。この2つは、一方が縮めばもう一方が伸びるという拮抗筋《きっこうきん》。大腿四頭筋もハムストリングも複数の筋肉の総称です。その多くが骨盤とひざにつながり、骨盤の安定と下肢の動きに影響を与えています。

骨盤の前側に付着する大腿直筋《だいたいちょっきん》（大腿四頭筋の1つ）や縫工筋《ほうこうきん》が短縮すると骨盤は前傾し、後ろ側にあるハムストリングが硬く縮こまると骨盤は後傾します。いずれも**過度な状態は股関節やひざ、腰の痛みにつながります。**また、歩幅の狭い歩き方や座ってばかりの姿勢は、腹筋群の筋力を弱らせ、足の付け根の奥にある腸腰筋を硬くします。その結果、大腿四頭筋の負荷で太ももが太くなり、ひざの痛みを引き起こすことも。

歩く、立つ、座るといった日常動作でよく使われる太ももの筋肉は、骨盤とひざのバランスを取り、自由で安定した動きに欠かせないのです。

エクササイズで使う主な筋肉名

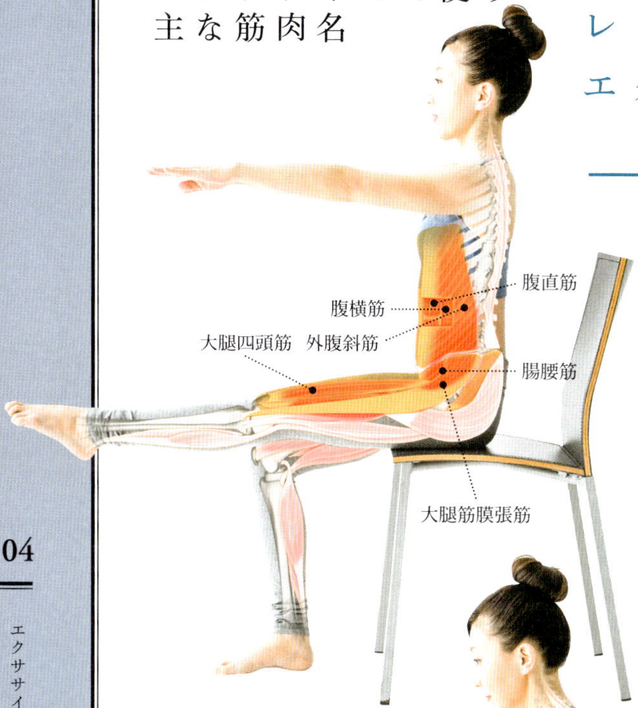

レッグ・エクステンション

→P.118

太ももの前側を強化する

お腹と背骨周りの筋肉を引き締めて、姿勢を崩さずに片足をまっすぐ伸ばします。伸ばした足の太もも前側を使うことを意識しましょう。

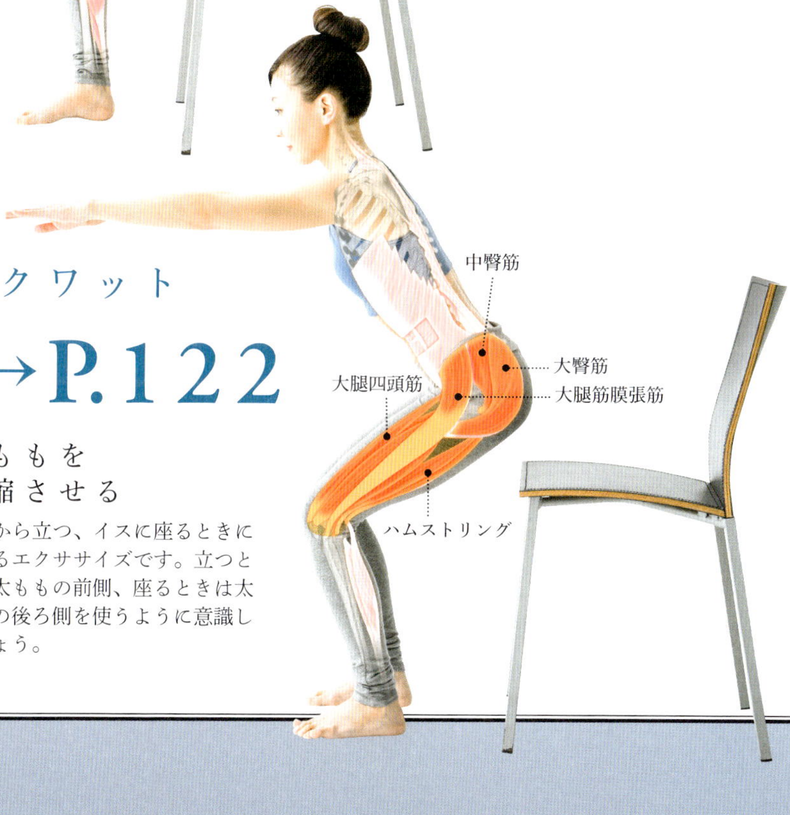

スクワット

→P.122

太ももを収縮させる

イスから立つ、イスに座るときにできるエクササイズです。立つときは太ももの前側、座るときは太ももの後ろ側を使うように意識しましょう。

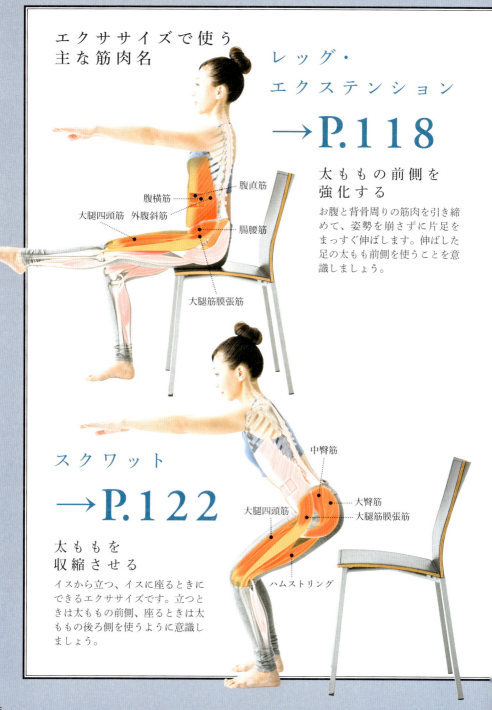

サイ・ストレッチ

Thigh Stretch

太ももの前側を伸ばすエクササイズ

ひざを軸に体を後ろに倒して大腿四頭筋の強化とストレッチ。

こんな人におすすめ ▶ ひざ痛／下半身太り／姿勢の悪さ／脚力の弱さ　［3～8回］

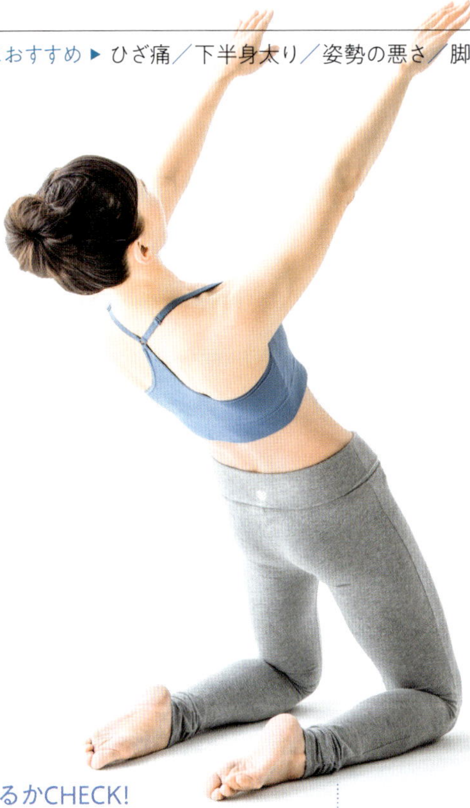

できているかCHECK!

- ☑ 軸がぶれていないか。
- ☑ 胸や腰が反っていないか。
- ☑ 股関節の前が伸びているか。

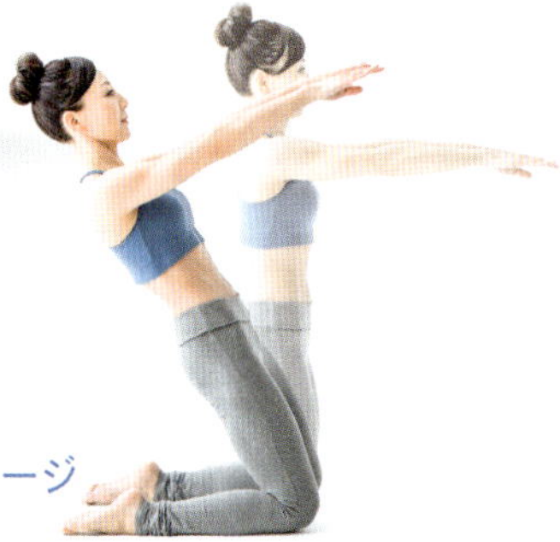

動きのイメージ

1 ひざ立ちになり、ニュートラルポジション(P.36)で両腕を肩の高さに上げて準備。

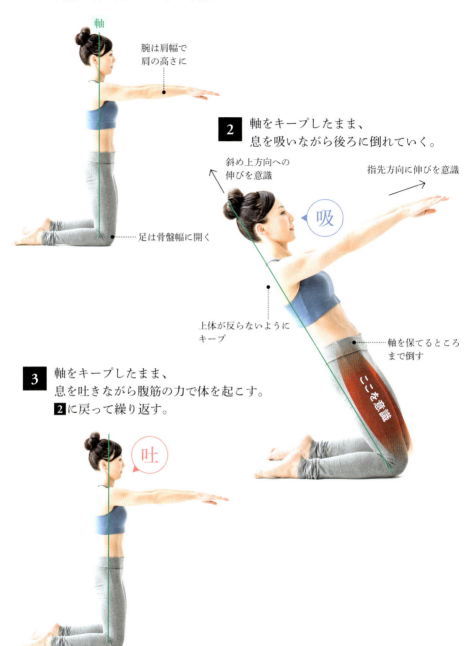

2 軸をキープしたまま、息を吸いながら後ろに倒れていく。

3 軸をキープしたまま、息を吐きながら腹筋の力で体を起こす。**2**に戻って繰り返す。

レッグ・エクステンション

Leg Extension

太ももの前側を強化するエクササイズ

イスに座って足を上げて、太ももの前側の筋肉を強化。

こんな人におすすめ ▶ ひざ痛／下半身太り／姿勢の悪さ／脚力の弱さ　［左右各5回］

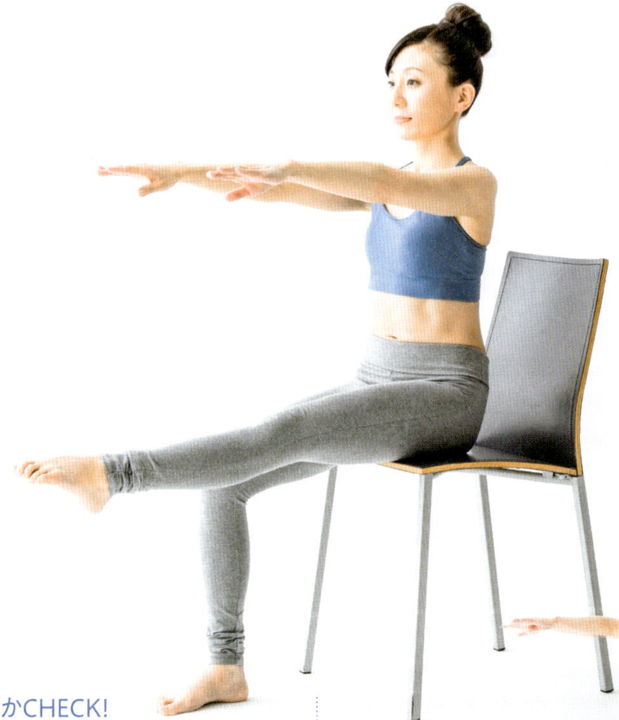

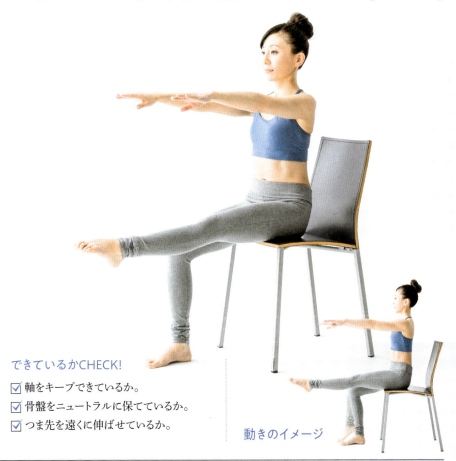

できているかCHECK!

- ☑ 軸をキープできているか。
- ☑ 骨盤をニュートラルに保てているか。
- ☑ つま先を遠くに伸ばせているか。

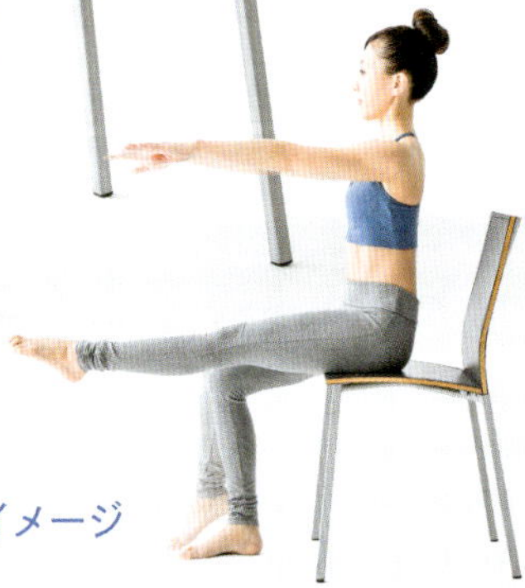

動きのイメージ

1 ニュートラルポジション（P.37）で座り、腕は肩の高さに。片足のつま先を上げて、息を吸って準備。

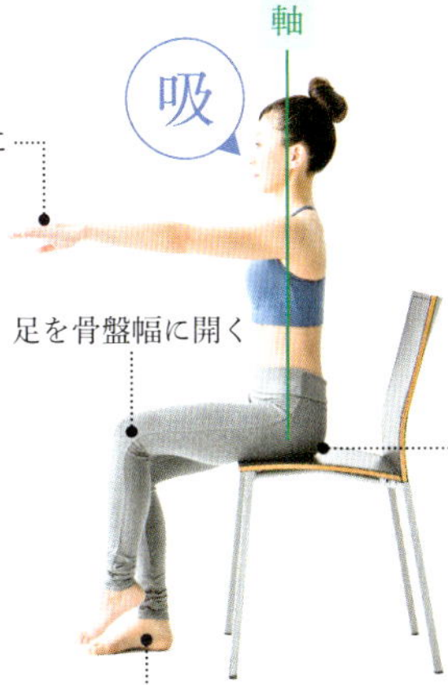

2 息を吐きながら足を伸ばす。

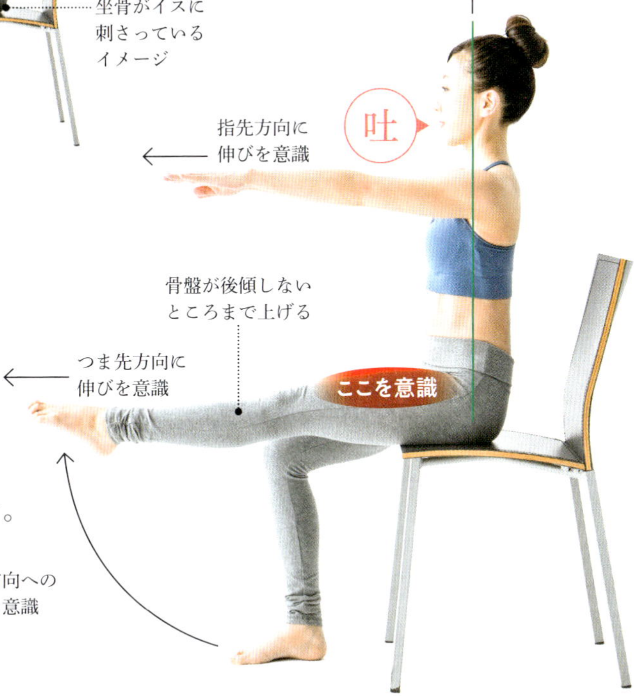

3 息を吸いながら
足を曲げる。
2に戻って繰り返す。

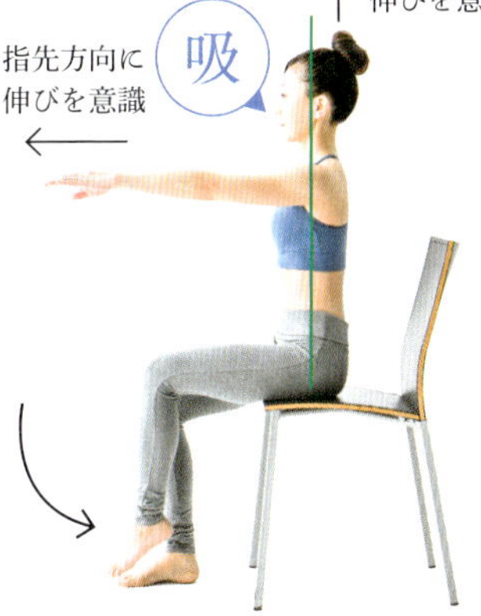

Thigh

太もも #03

スイミング(足上げ)

Swimming

バタ足のエクササイズ

お尻と太もも裏の筋力強化。

こんな人におすすめ ▶

ひざ痛/下半身太り/姿勢の悪さ/脚力の弱さ

[左右1セット10回]

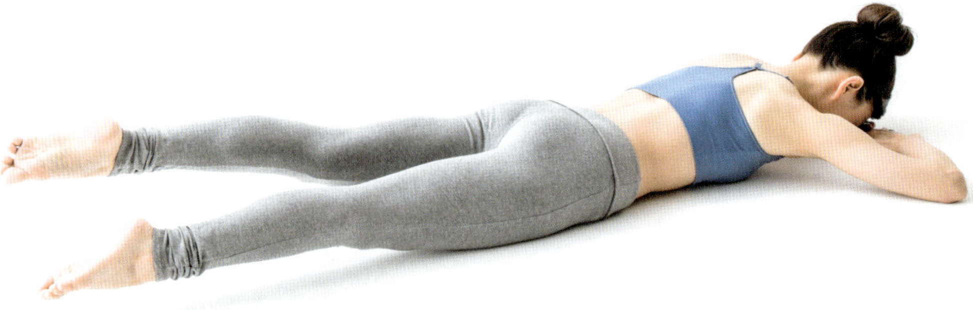

できているかCHECK!

- ☑ 足をまっすぐ伸ばせているか。
- ☑ 腰を反っていないか。
- ☑ 股関節から動かせているか。

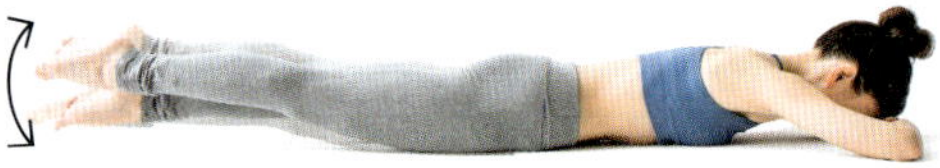

動きのイメージ

1 うつぶせニュートラルポジション（P.40）になり、両足を骨盤幅に広げて床から持ち上げる。息を吸って準備。

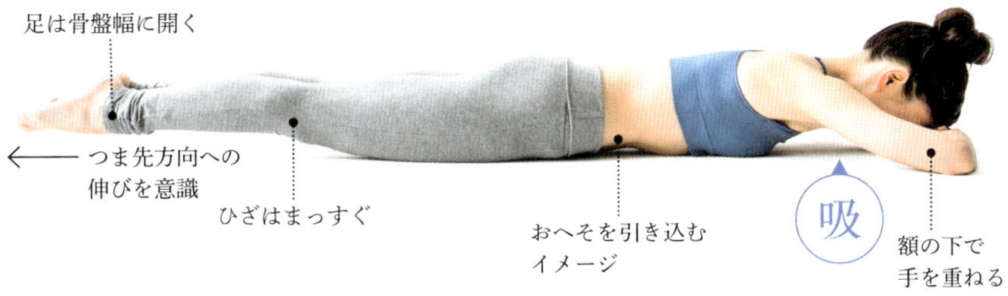

2 息を吐きながら、お尻の筋肉を意識しながら片足を後ろへゆっくり上げる。

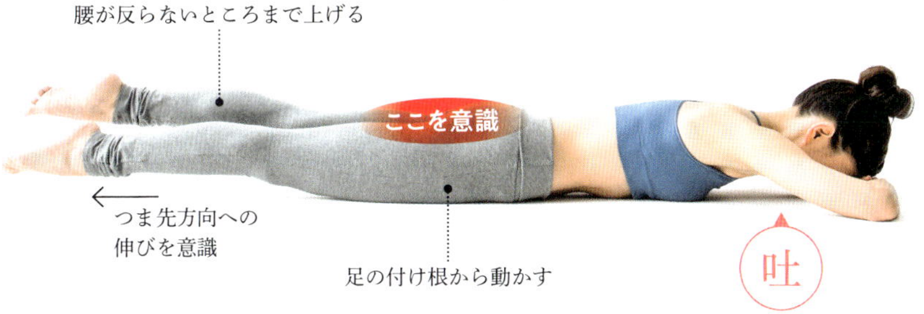

3 息を吸いながら、お尻の筋肉を意識しながらゆっくり足を戻す。

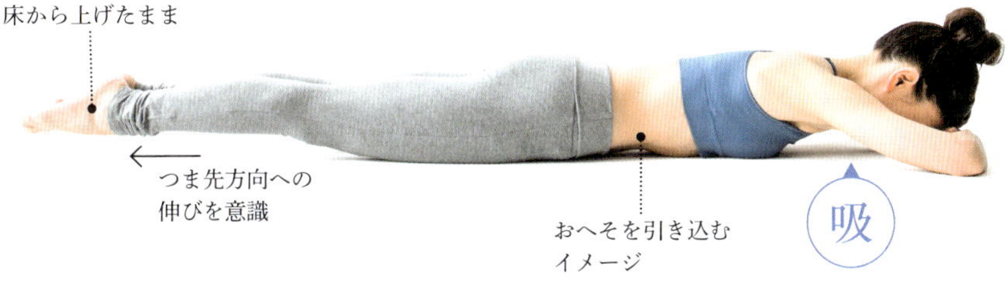

4 息を吐きながら、もう片方の足も同様に行う。

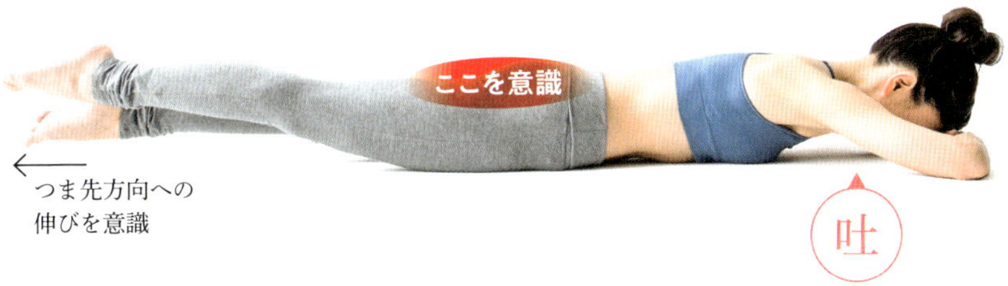

スクワット

Squat

太ももを収縮させるエクササイズ

反動を付けずに太ももの筋力でイスから立ち上がる。

こんな人におすすめ ▶ ひざ痛／下半身太り／姿勢の悪さ／脚力の弱さ　［3～8回］

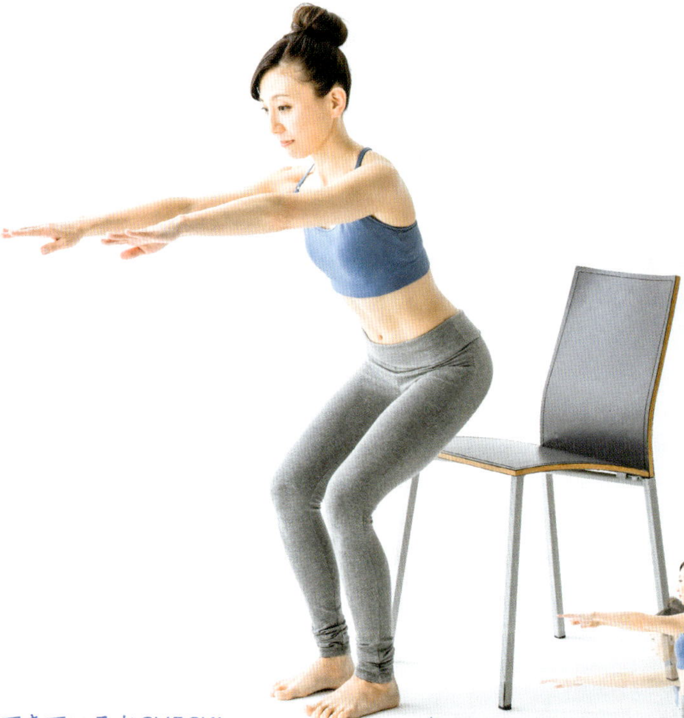

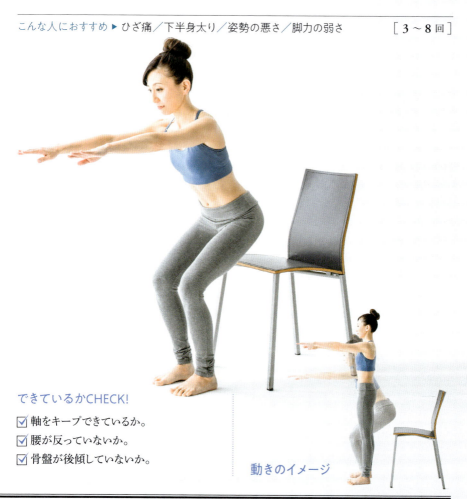

できているかCHECK!

- ☑ 軸をキープできているか。
- ☑ 腰が反っていないか。
- ☑ 骨盤が後傾していないか。

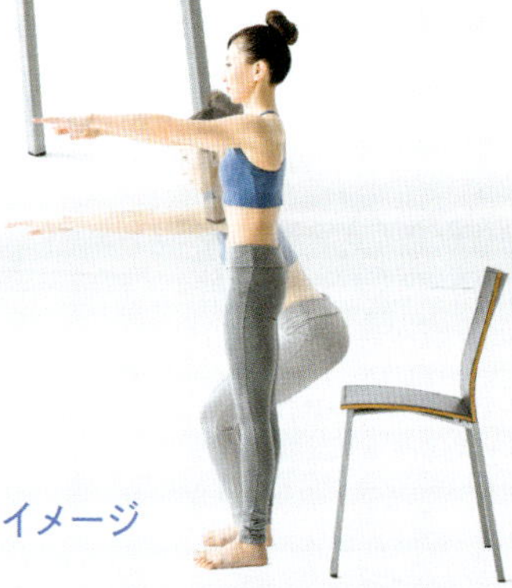

動きのイメージ

1 イスに座り、
ニュートラルポジション(P.37)に。
腕を肩の高さに上げて準備。

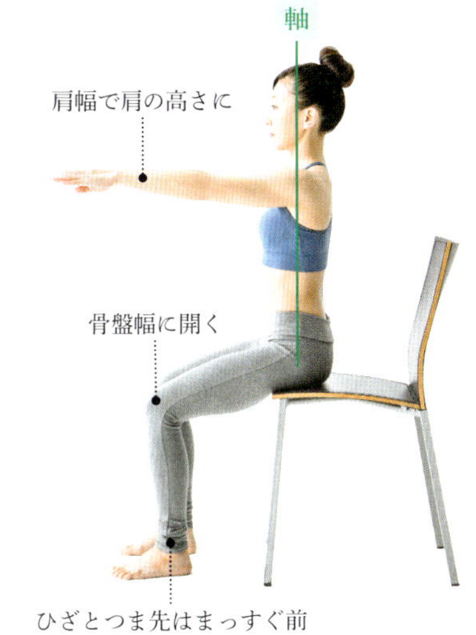

2 軸をキープしたまま、
息を吸いながら、前に倒れ、
お尻を浮かせる。

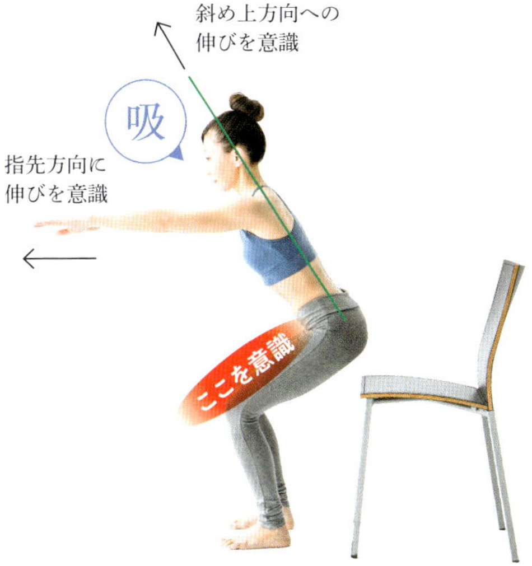

3 息を吐きながらまっすぐ立つ。

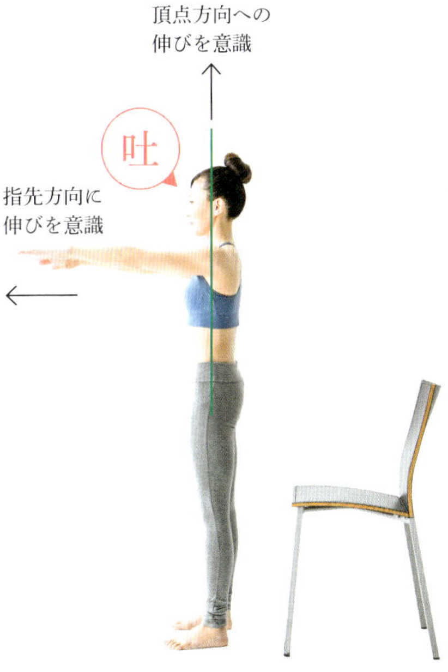

4 軸をキープしたまま
息を吸いながら、
股関節からおじぎをするように
後ろにお尻を引いていく。
3に戻って繰り返す。

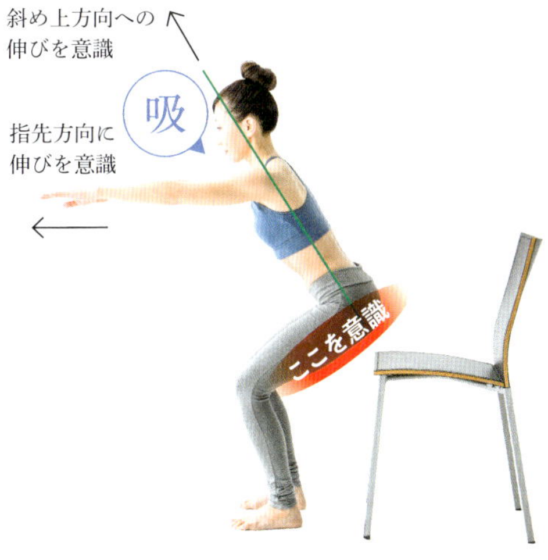

わき腹の筋肉を動かす

《主な筋肉》

腹直筋／腹横筋／腸腰筋（大腰筋、腸骨筋）／内・外腹斜筋

深層の腹筋群を鍛えて理想的な姿勢とウエストラインに

体をねじる動き（回旋）や胸式呼吸で腹圧をかける動きに関連するのが、外腹斜筋《がいふくしゃきん》とその深層にある内腹《ないふく》斜筋《しゃきん》、腹横筋《ふくおうきん》などの腹筋群です。**腹横筋は、深層でお腹を巻くコルセットのようについていて、背骨を安定させています。**内腹斜筋と外腹斜筋はクロスして骨盤と肋骨をつなぎ、どちらも内臓の位置を保っています。これらの筋力が弱ると姿勢が崩れ、体のラインが崩れてきます。

一般的に「腹筋運動」と言うと、腹直筋を鍛えるエクササイズが多いのですが、いわゆる「シックス・パック」と呼ばれる割れた腹筋を作るには、深層にある内・外腹斜筋、腹横筋を鍛えることも大切。骨盤を安定させながらねじる動きを行うピラティスのエクササイズで、深層にあるこれらの筋肉をバランスよく均等に鍛えれば、**お腹周りがすっきりし、姿勢のキープ、体幹の強化、深い呼吸、上半身の滑らかな動きが確かなものになっていくでしょう。**

エクササイズで使う主な筋肉名

クリス・クロス

→P.126

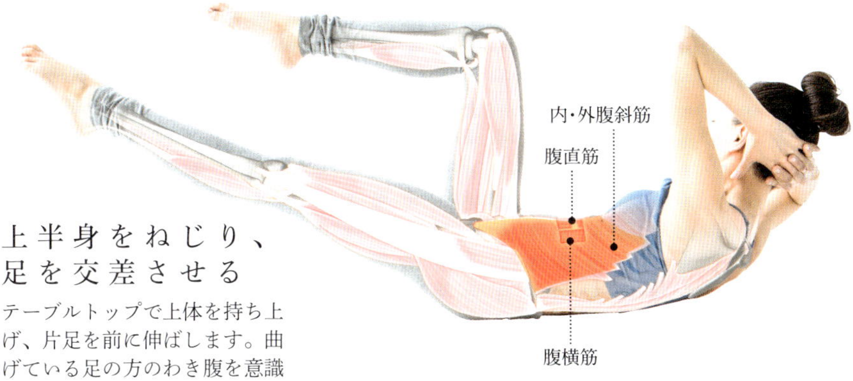

上半身をねじり、足を交差させる

テーブルトップで上体を持ち上げ、片足を前に伸ばします。曲げている足の方のわき腹を意識して上体をねじりましょう。

サイド・プランク

→P.128

横向きで体幹をキープする

片ひじで床を押しながら体を浮かせ、頭から足先までをまっすぐのラインにします。わき腹の筋肉を意識して、体全体をキープしましょう。

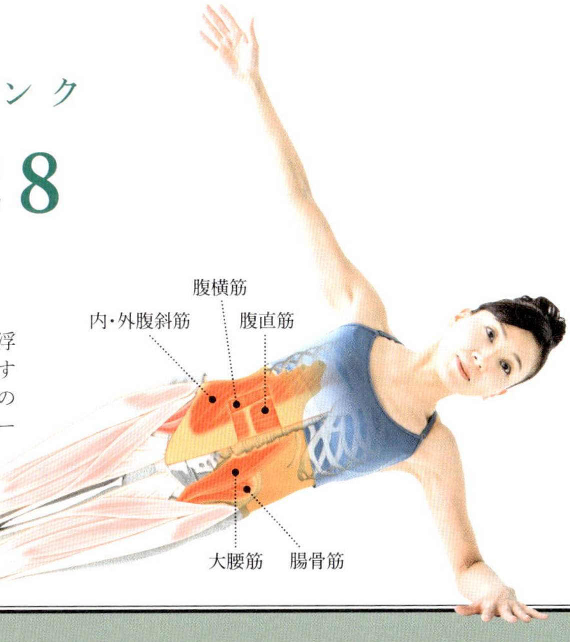

クリス・クロス

Criss Cross

上半身をねじり足を交差させるエクササイズ

下半身と上半身を持ち上げて、腹筋群、わき腹に負荷をかけよう。

こんな人におすすめ ▶
呼吸が浅い／姿勢の悪さ／ウエストシェイプ

［左右1セット3～5回］

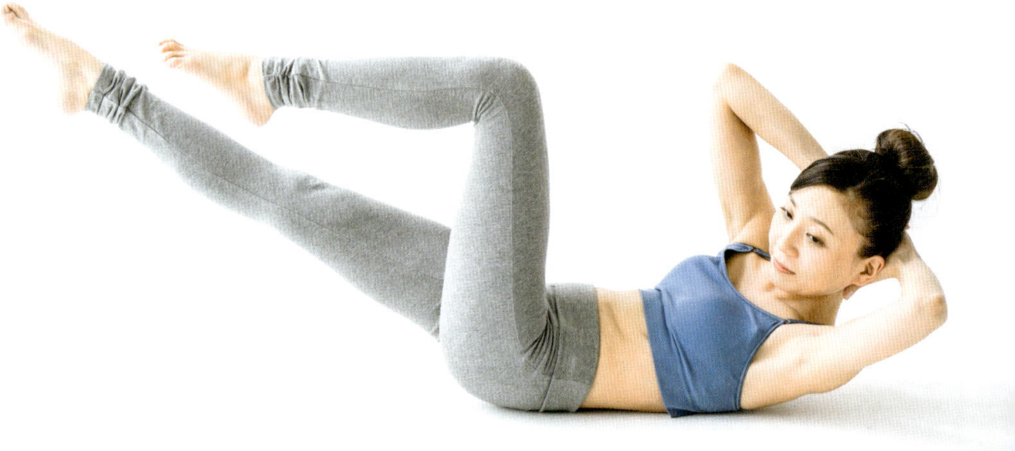

できているかCHECK!

- ☑ 軸をキープできているか。
- ☑ ひざをまっすぐ伸ばせているか。
- ☑ 骨盤が安定できているか。

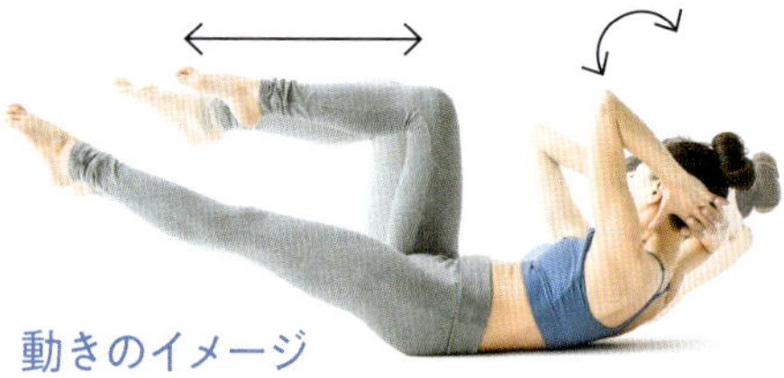

動きのイメージ

1 テーブルトップ(P.57)になり、息を吐きながら頭から順番に背骨を持ち上げる。息を吸って準備。

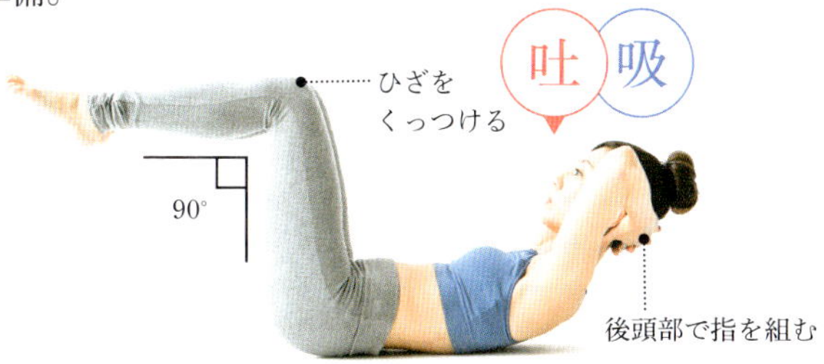

2 息を吐きながら片足を伸ばし、曲げている足側に上体をねじる。息を吸い直す。

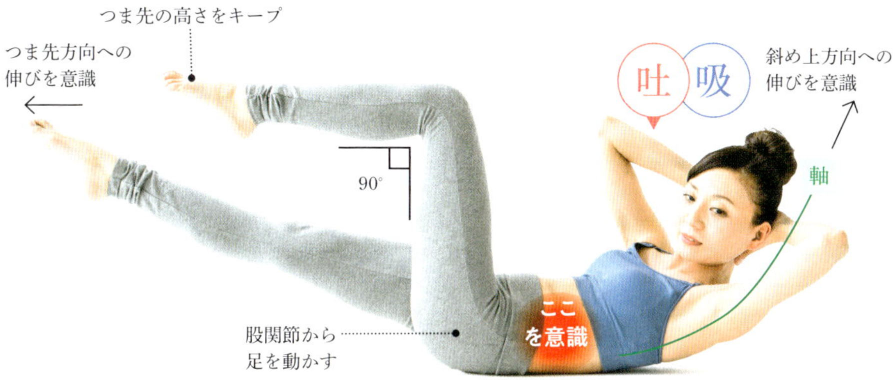

3 息を吐きながら、足を入れ替えて、曲げている足側に上体をねじる。

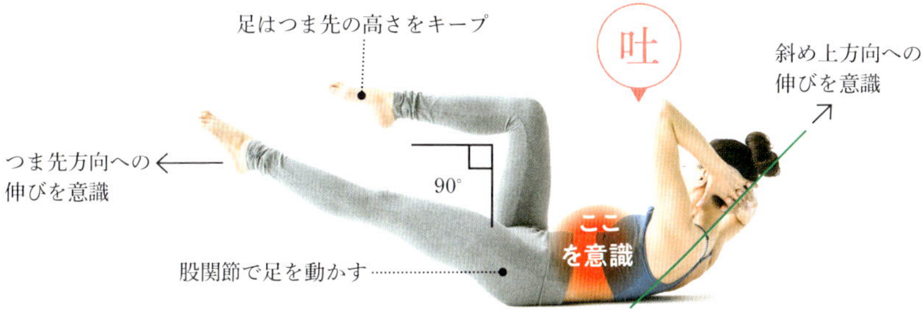

4 上体を下ろしてから片足ずつ下ろす。

サイド・プランク

Side Plank

横向きで体幹をキープするエクササイズ

全身の筋肉を使い、頭からつま先まで伸びるイメージ。

こんな人におすすめ ▶ 呼吸が浅い／姿勢の悪さ／ウエストシェイプ　［左右各1回］

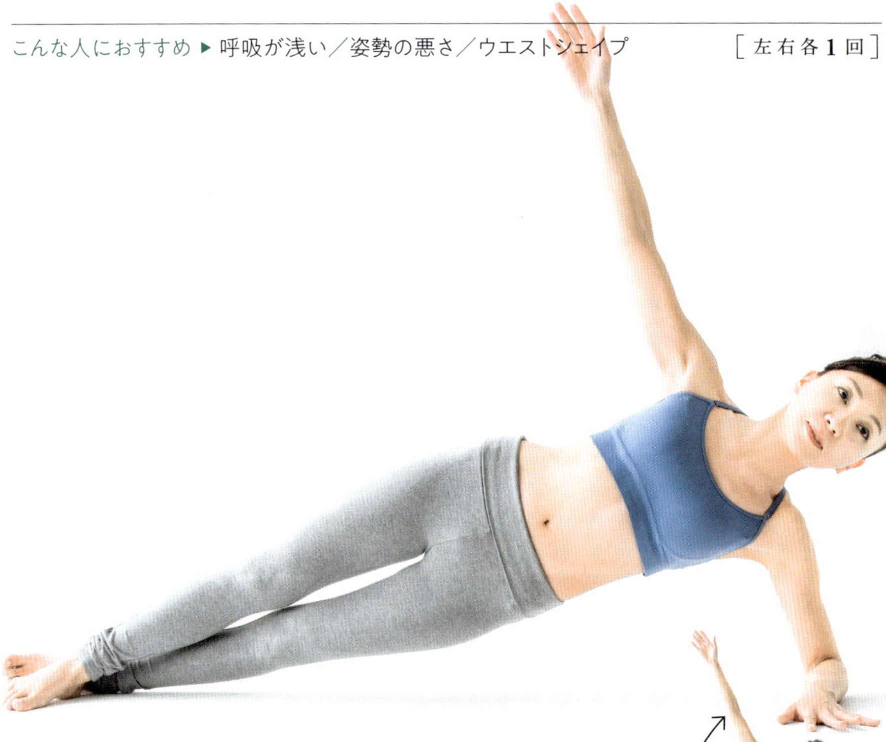

できているかCHECK!

- ☑ 足はそろえて伸ばしているか。
- ☑ 軸をキープできているか。
- ☑ 下の肩がすくんでいないか。

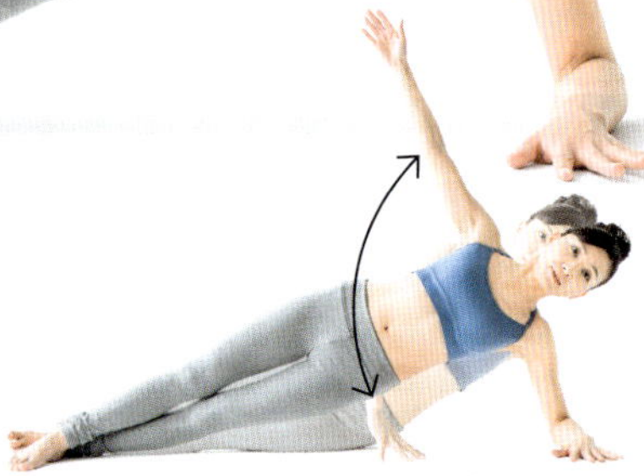

動きのイメージ

1 横向きになり、ひじを肩よりも少し外側について上体を上げ、息を吸って準備。

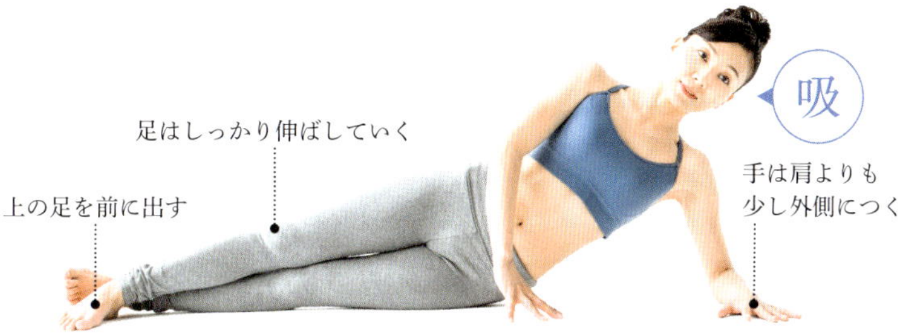
吸
足はしっかり伸ばしていく
上の足を前に出す
手は肩よりも
少し外側につく

2 息を吐きながら、背骨を伸ばし上げるように骨盤を持ち上げる。
3〜5呼吸キープ。

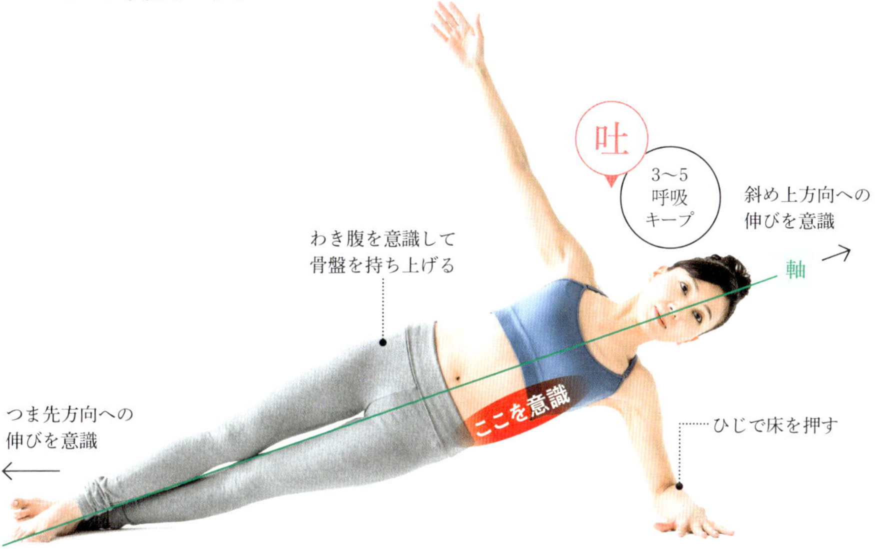
吐
3〜5
呼吸
キープ
斜め上方向への
伸びを意識
軸
わき腹を意識して
骨盤を持ち上げる
ここを意識
ひじで床を押す
つま先方向への
伸びを意識

3 息を吸いながら、軸を意識して骨盤を下ろす。
反対側も同様に行う。

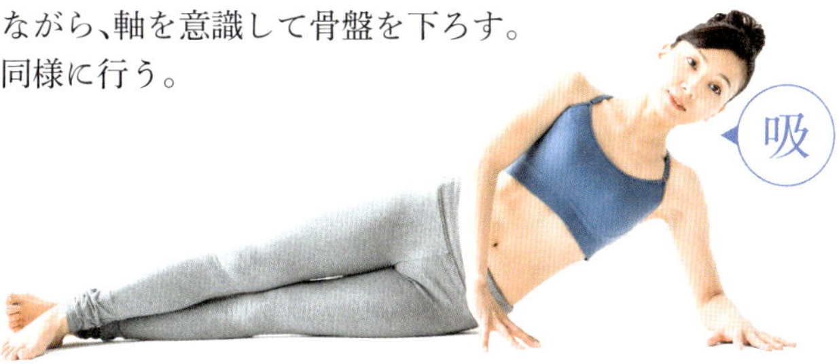
吸

座ってスパイン・ツイスト

Seated Spine Twist

座って背骨をねじるエクササイズ

座った状態で行うスパイン・ツイスト。軸を感じるため腕は前で組む。

こんな人におすすめ ▶ 呼吸が浅い／姿勢の悪さ／ウエストシェイプ ［左右1セット3～8回］

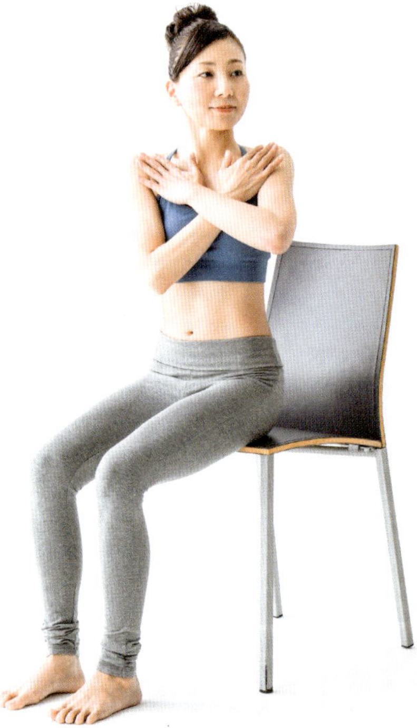

できているかCHECK!

- ☑ 軸をキープできているか。
- ☑ 骨盤は前を向いているか。
- ☑ 肋骨から回しているか。

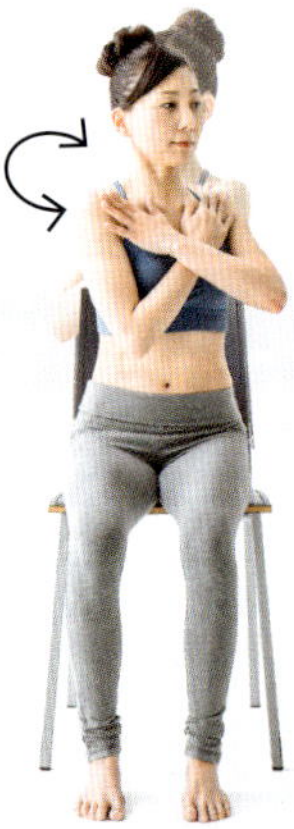

動きのイメージ

1 イスに座ってニュートラルポジション(P.37)になる。
両腕を胸の前で組んで、息を吸って準備。

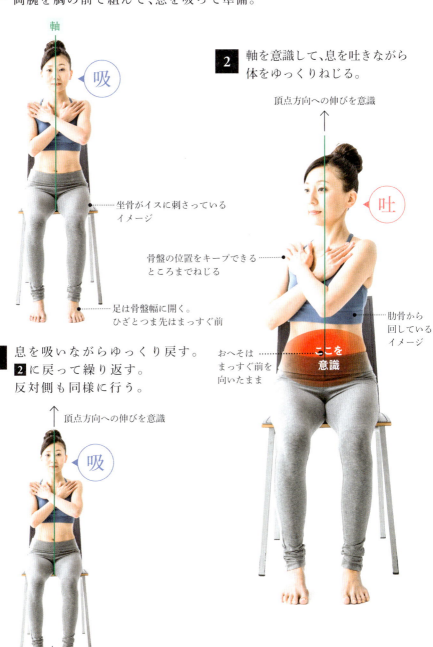

2 軸を意識して、息を吐きながら
体をゆっくりねじる。

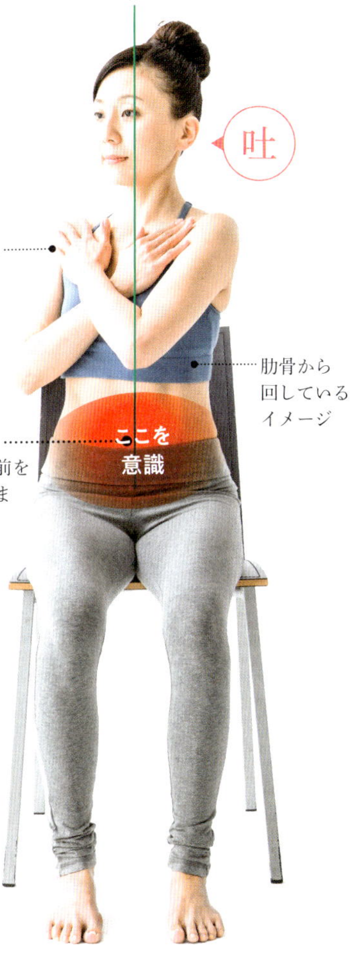

3 息を吸いながらゆっくり戻す。
2 に戻って繰り返す。
反対側も同様に行う。

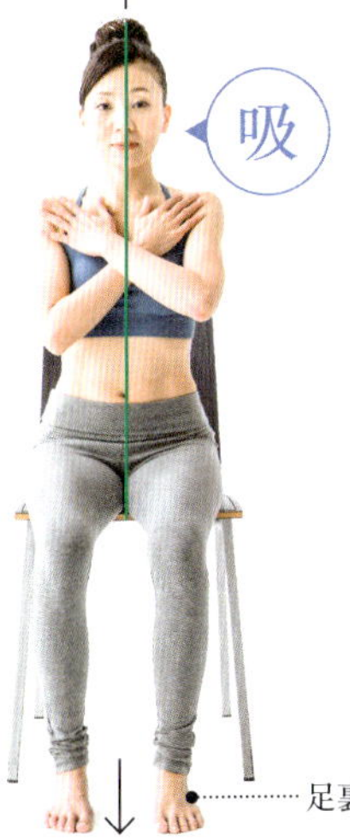

座ってクリス・クロス

Seated Criss Cross

座った状態で上半身と足を交差させるエクササイズ

座った状態で行うクリス・クロス。腕の力で首を前に押さないように。

こんな人におすすめ ▶
呼吸が浅い／姿勢の悪さ／ウエストシェイプ

［左右1セット3～5回］

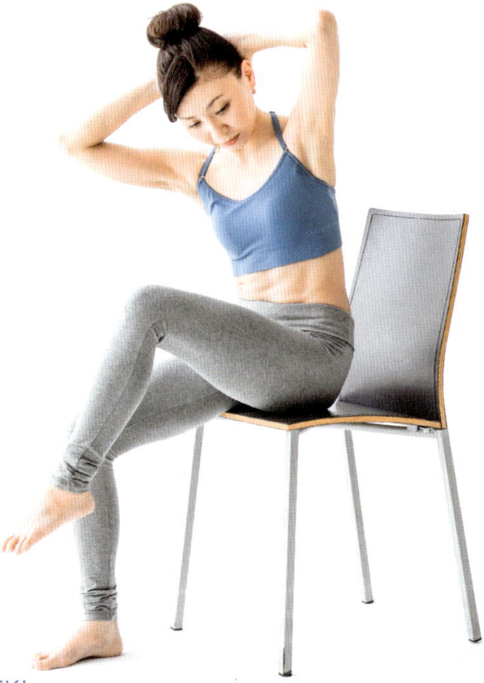

できているかCHECK!

☑ 骨盤の位置をキープできているか。

☑ わきを閉じて無理にねじろうとしていないか。

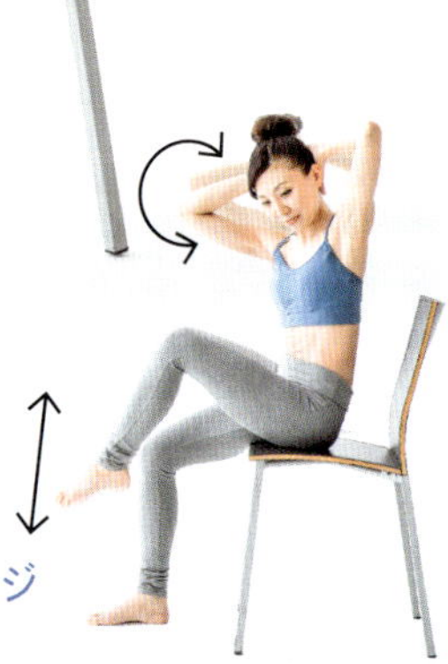

動きのイメージ

1 息を吐きながら腹筋を意識して、背骨を上から順番に前に倒していく。
息を吸い直す。

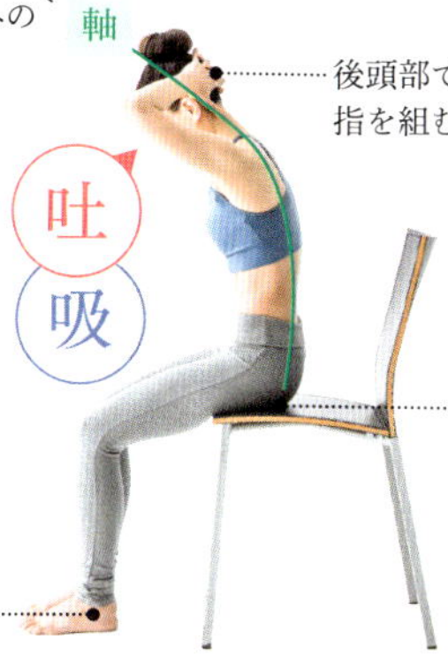

2 息を吐きながら股関節から足を上げる。
体の軸を意識して、
上げている足の方向に上体をねじる。

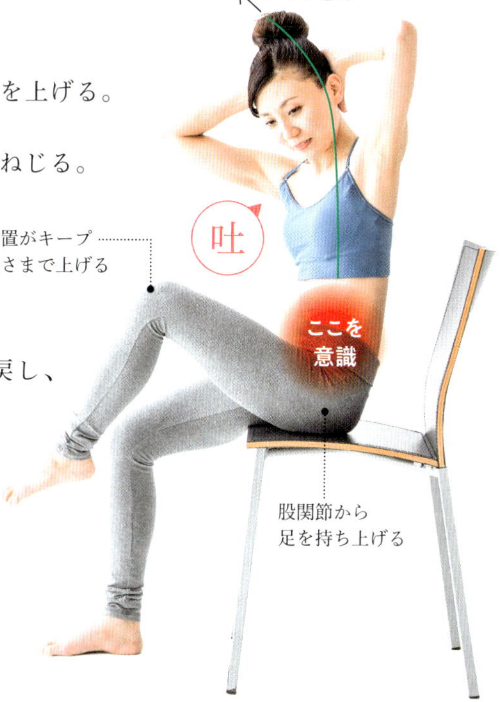
斜め上方向への
伸びを意識
吐
骨盤の位置がキープ
できる高さまで上げる
ここを
意識
股関節から
足を持ち上げる

3 息を吸いながら上体を元に戻し、
足を下ろす。
2 に戻って反対側も
同様に繰り返す。

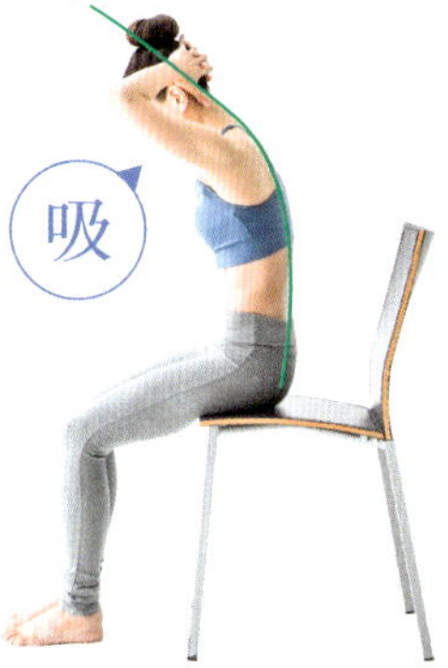
斜め上方向への
伸びを意識
吸

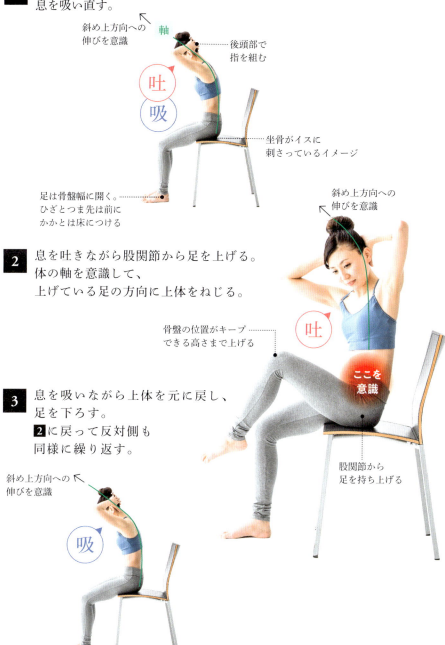

胸・肩甲骨・二の腕の筋肉を動かす

《主な筋肉》【　胸　】大胸筋／小胸筋／肋間筋／前鋸筋
【肩甲骨】菱形筋【二の腕】上腕二頭筋／上腕三頭筋／三角筋

相互に連動している部位は、よくも悪くも影響が拡大しやすい

胸の表層には大胸筋、深層には小《しょう》胸筋《きょうきん》、肋間筋《ろっかんきん》、前鋸筋《ぜんきょきん》などの筋肉があり、いずれも呼吸に関わっています。**胸が縮こまると呼吸が浅くなり、頭が前に出た猫背になってしまいます。**そして普段の姿勢や呼吸の状態が、肩コリやひじの痛み、手首の腱鞘炎といった痛みの原因となることも。特に肩甲骨は四方を筋肉で囲まれ、二の腕の筋肉（上腕二頭筋や拮抗筋の上腕三頭筋）も付着しているため、周りの筋肉の状態がアンバランスだと肩甲骨の位置や動きを制限し、さまざまな不調が上半身、さらには全身にまで波及してしまうのです。また一方で、このような連鎖は手指や腕の酷使から肩や背中の痛みを引き起こすことも。つまり、胸、肩甲骨、二の腕は連動し合っているのです。どこかがバランスを崩して凝り固まると、他の部位にも悪影響を及ぼします。**相互につながり合う動きや感覚に意識を向け、丁寧なエクササイズを行いましょう。**

エクササイズで使う主な筋肉名

プランク

→P.136

よつばいで体幹強化

両ひじを90°に曲げ、肩の下に置きます。腹筋を使って床を押しながら体を浮かせ、頭から足先までをまっすぐのラインにします。全身の筋肉を意識して体全体をキープします。

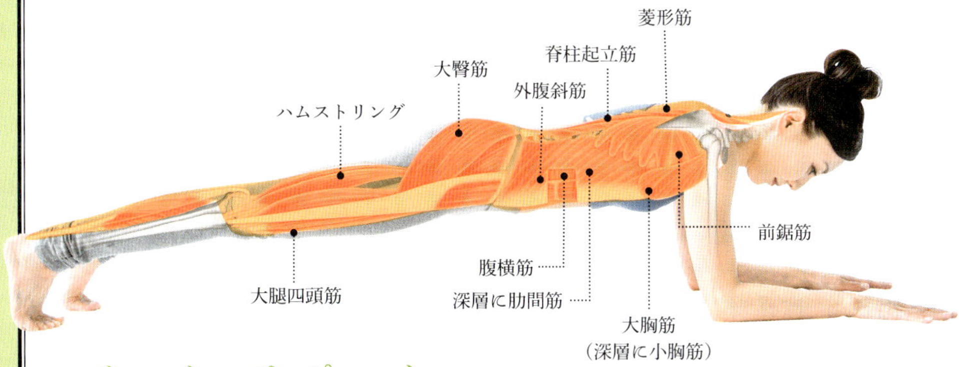
菱形筋
脊柱起立筋
大臀筋
外腹斜筋
ハムストリング
前鋸筋
腹横筋
大腿四頭筋
深層に肋間筋
大胸筋
（深層に小胸筋）

バック・サポート

→P.140

背中側で全身を支える

膝を曲げて座り、両手をお尻から離して後ろに置きます。体を床から持ち上げて、ひざを90°に。胸からひざまでを一直線にします。腕の後ろ側を使う意識をしましょう。

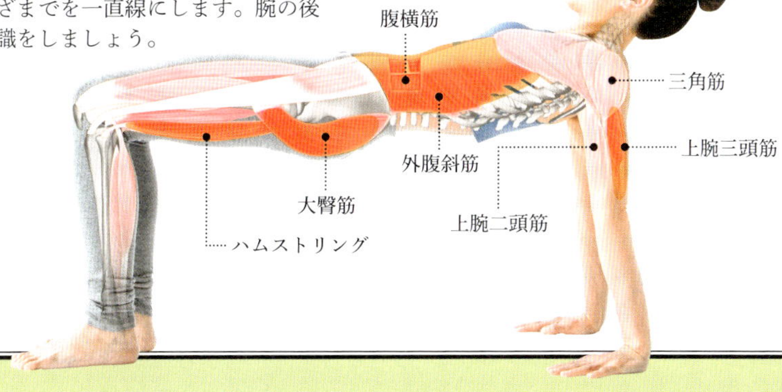
腹横筋
三角筋
上腕三頭筋
外腹斜筋
大臀筋
上腕二頭筋
ハムストリング

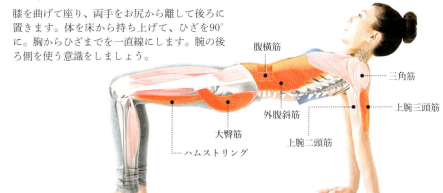

プランク

Plank

よつばい姿勢での体幹強化エクササイズ

全身の筋肉を働かせて有効的に体を鍛える。

こんな人におすすめ ▶ 肩コリ／首コリ／腰痛／姿勢の悪さ／呼吸の浅さ　［１回］

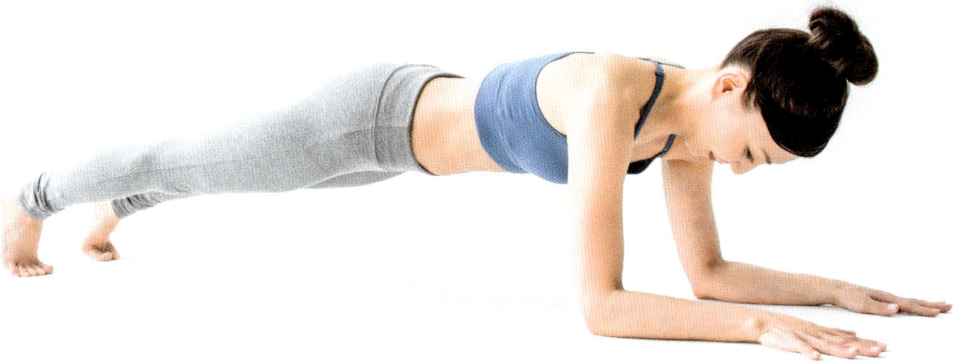

できているかCHECK!

- ☑ 頭から足まで一直線になっているか。
- ☑ 背中が丸まっていないか。
- ☑ お尻が上がりすぎていないか。

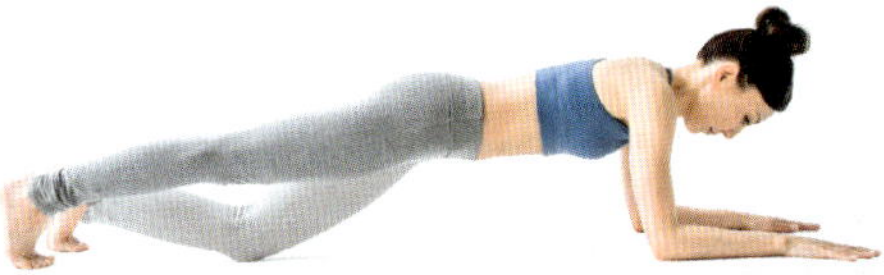

動きのイメージ

1 ひじをついたよつばいの状態から、息を吐きながら片足ずつ後ろに伸ばす。

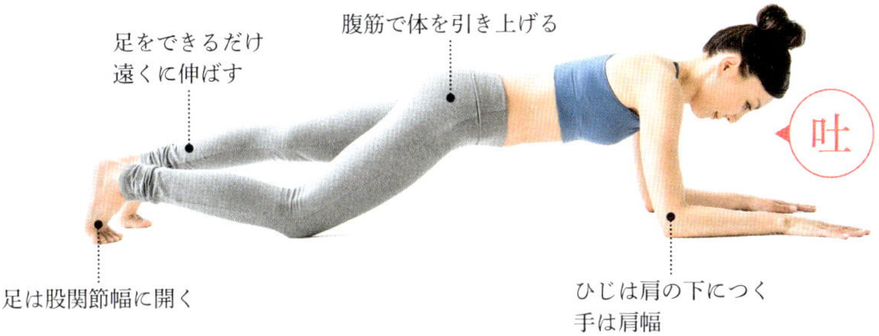

2 軸を意識して、骨盤を中心に上下方向に体を引き伸ばしていくイメージ。
息を吸い、3〜8呼吸キープする。

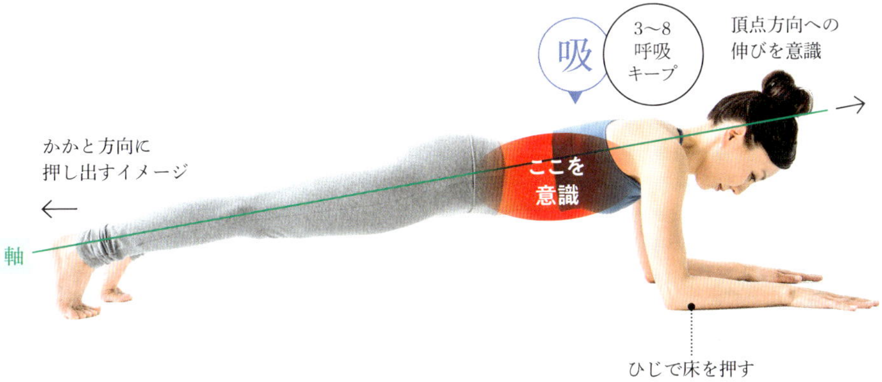

3 ゆっくりひざをつく。

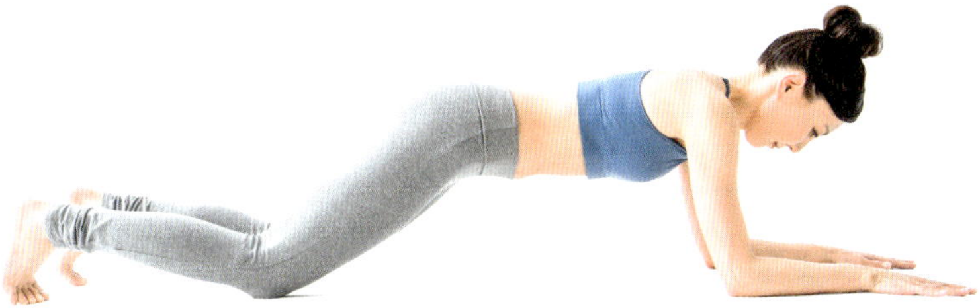

スキャピュラ・グライド

Scapula Glide

肩甲骨を動かすエクササイズ

腕を遠くに伸ばすイメージで、肩甲骨を動かす。

こんな人におすすめ ▶ 肩コリ／首コリ／腰痛／姿勢の悪さ／呼吸の浅さ　［各3～8回］

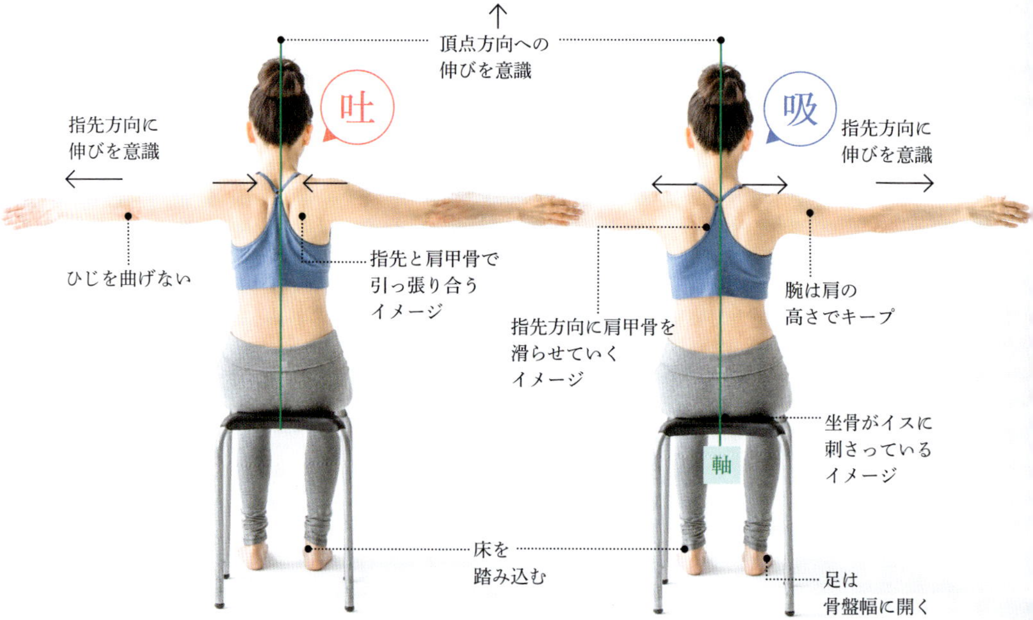

2 腕の高さを変えずに、
息を吐きながら肩甲骨を寄せる。
1に戻って繰り返す。

1 腕の高さを変えずに、
息を吸いながら
肩甲骨を開く。

できているかCHECK!

☑ 腕をまっすぐ伸ばしたまま動かせているか。 ☑ 左右同時にバランスよく動かせているか。

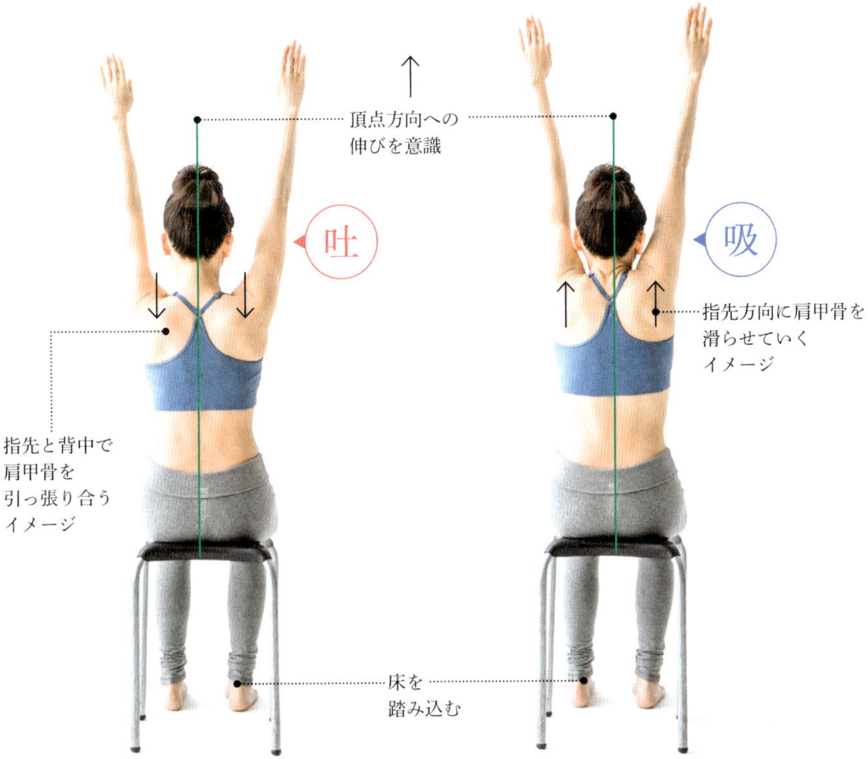
頂点方向への
伸びを意識
吐
吸
指先と背中で
肩甲骨を
引っ張り合う
イメージ
指先方向に肩甲骨を
滑らせていく
イメージ
床を
踏み込む

1 腕の長さを変えずに、
息を吸いながら肩甲骨を上げる。

2 腕の長さを変えずに、
息を吐きながら肩甲骨を下げる。
1 に戻って繰り返す。

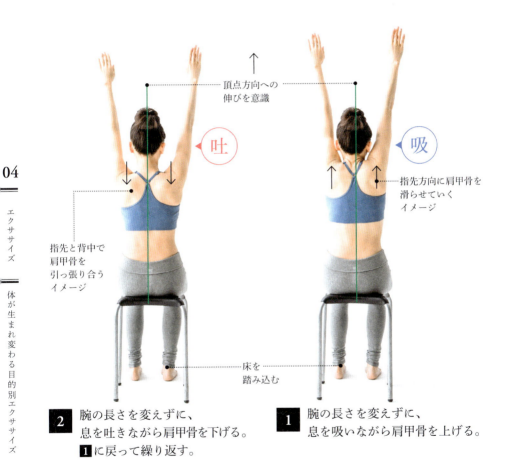

バック・サポート

Back Support

背中側で全身を支えるエクササイズ

腕の筋肉で体重を支えるので二の腕の引き締めに。

こんな人におすすめ ▶ 肩コリ／腰痛／姿勢の悪さ／呼吸の浅さ／二の腕シェイプ　［1回］

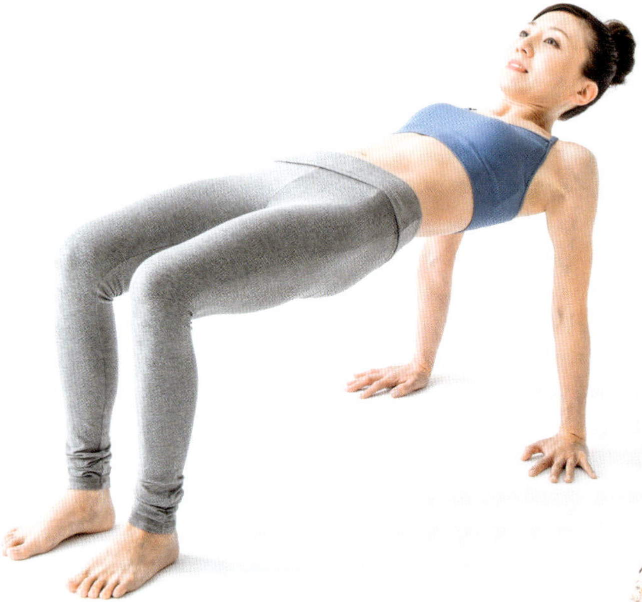

できているかCHECK!

- ☑ 腕を伸ばせているか。
- ☑ 胸、骨盤を同時に持ち上げられているか。
- ☑ 姿勢をキープできているか。

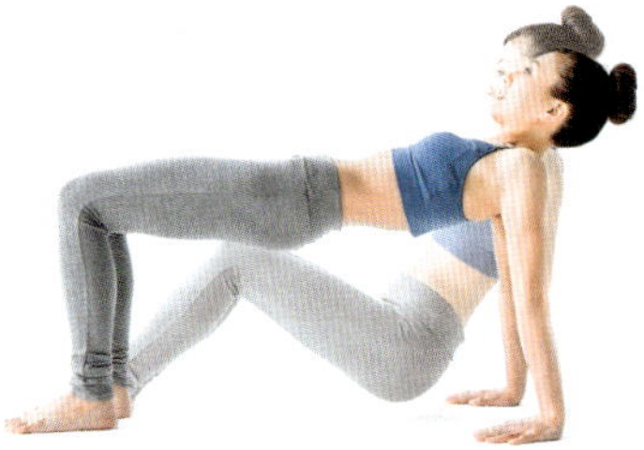

動きのイメージ

1 ひざを曲げて、お尻を床につく。腕は指先をお尻の方向に向け、手のひら１つ分ぐらい後ろにつく。
腹筋を意識して、息を吐きながら骨盤を上げる。

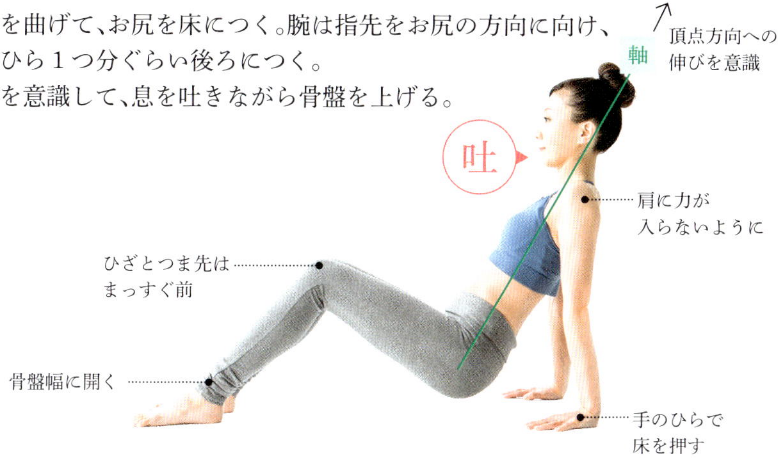

2 息を吸いながら、胸と骨盤を同時に上げる。
軸を意識して体幹で体を支える。３～８呼吸キープ。

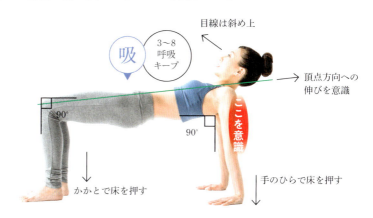

3 上体の軸を意識しながらゆっくり腰を下ろす。

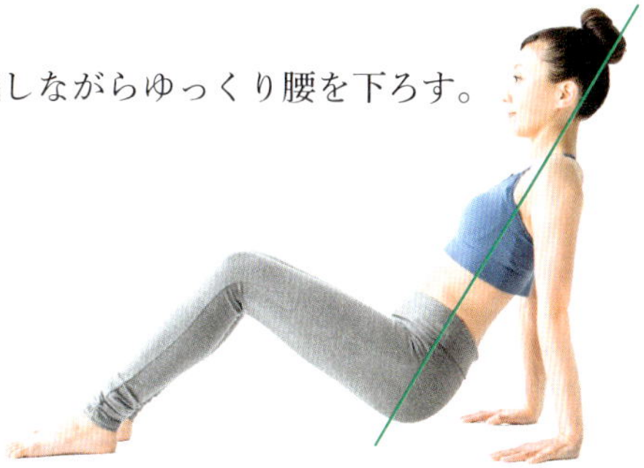

いつも意識しておこう！ ピラティスの原則

ピラティスでは、「体、頭、精神」を調和させることで、
自分の体をコントロールできるようになることを目指します。
具体的にどのようなことを意識していけばいいのかを、1つずつ見ていきましょう。

アウェアネス ➡気付き

体、頭、精神、どんなときも「自分の状態」に気付くこと。何ができていて、何ができていないか、どうするのか。気付くからこそ変われるのです。

コンセントレーション ➡集中

エクササイズ中は自分の体に集中すること。動きに集中することから気付きが生まれます。「気付き」と「動き」の架け橋です。

コントロール ➡調整

体、頭、精神の調整を取ること。「コントロロジーとは、コントロール学である」というのがピラティスの教えです。

センタリング ➡中心

エクササイズの核となる部分を捉える、体の軸を感じる、エクササイズの目的を考える、動きの本質を捉えるなど、さまざまな中心を捉える意識のこと。

ハーモニー ➡調和

体、頭、精神、それぞれの調和を取ることに加え、環境との調和、周囲の人との調和など、全体の中での調和に気を配ること。

バランス ➡均衡、平衡

バランスよく体を柔軟にする、筋肉の使い方のバランスを取るなど、どんなバランスで成り立っているのかを常に考えること。

ブレス ➡呼吸

「おぎゃー」と生まれた瞬間から死ぬときまで、私たちは呼吸とともに生きています。呼吸は生きている証だと思って、呼吸に意識を向けること。

プリシジョン ➡正確性

ピラティスでは、「正確な動きをすることが、体にとって一番利点が得られる」と考えます。効果を求めるなら欠かせないことです。

フロー ➡流れ

ムダのないスムーズな動きの流れ、呼吸に沿った流れるような動きをエクササイズで意識すること。血液や酸素の流れを感じること。

コア／パワーハウス➡体幹（核）

胸郭の下部から足の付け根までの範囲。ピラティスでは体の中心となる部分と捉えます（P.44）。

05

理想の体になるための
プログラム

本来ピラティスは、流れの中で行うことを大切にしたエクササイズ。
そして理想の体を作るには、さまざまな動かし方で
筋肉にアプローチすることも重要です。
エクササイズをつなげたプログラムも取り入れてみましょう。

エクササイズをつなげる #01

体幹強化

体幹に働きかけるエクササイズをつなげて、
背中と腹筋を集中的に強化。

Exercise Start!

エクササイズスタート

あおむけでニュートラル・ポジション

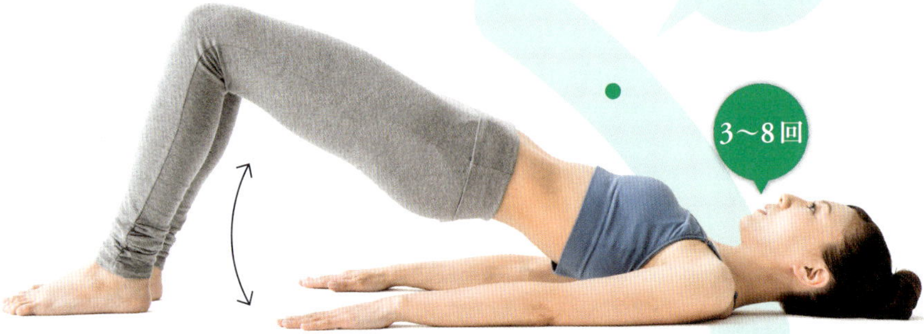

3～8回

01 ペルビック・カール → P.60

背骨を下から順番に持ち上げる

お尻まで体を下ろしたら、頭からゆっくり上体を上げ、腕を骨盤の高さに持ち上げる

3～5回

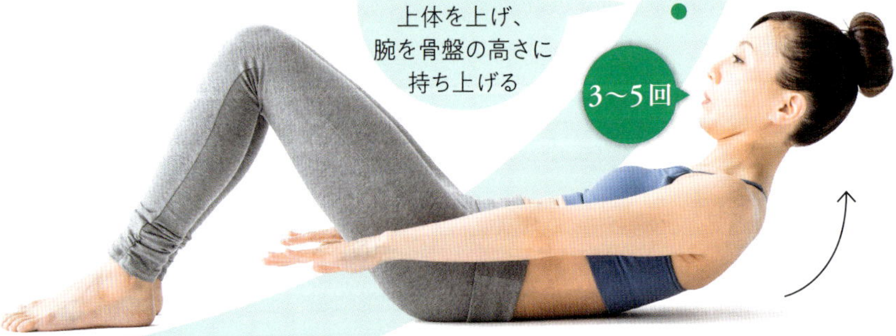

02 ハンドレッド・プレップ → P.78

背骨を上から順番に持ち上げる

\Finish!!/

04 プランク

→ P.136

足をなるべく遠くに伸ばして体の軸を意識

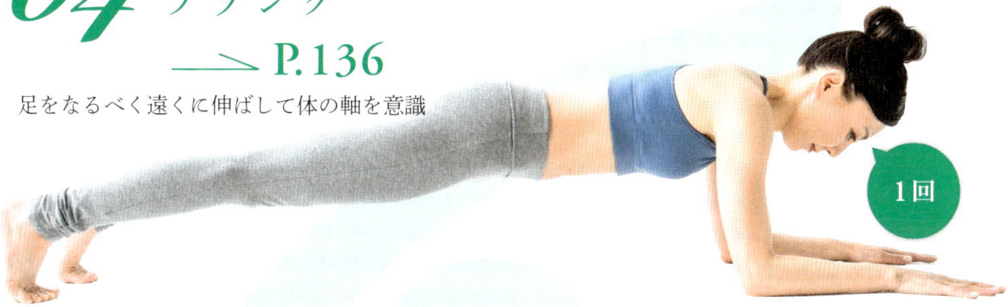

1回

片足ずつ
ゆっくり下ろして、
ひじをついて
よつばいに

上下
1セット
1回

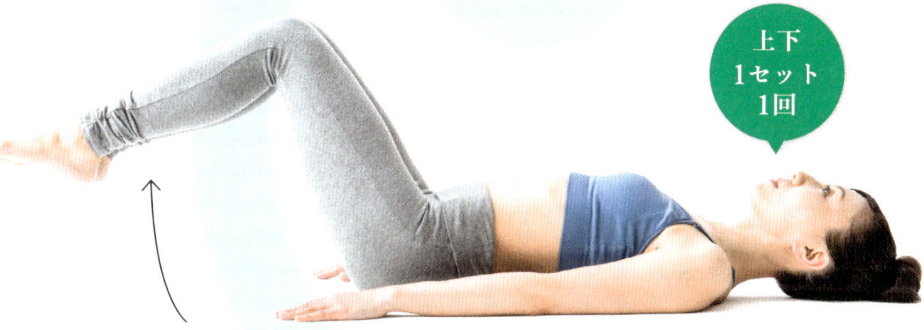

腹筋を意識しながら
頭まで下ろして、
片足ずつ
テーブルトップに

03 ダブル・レッグ・リフト

→ P.84

呼吸に合わせて足を上下に動かす

エクササイズをつなげる　#02

下半身強化

股関節から太もも、お尻に働きかけるエクササイズ。
腰痛や下半身太りに効果あり。

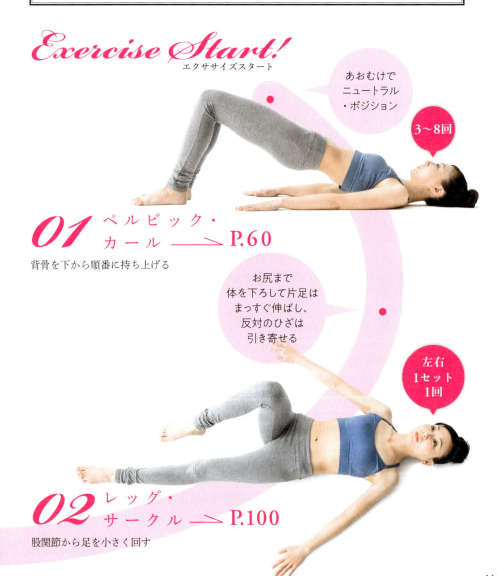

Exercise Start!
エクササイズスタート

あおむけで
ニュートラル
・ポジション

3〜8回

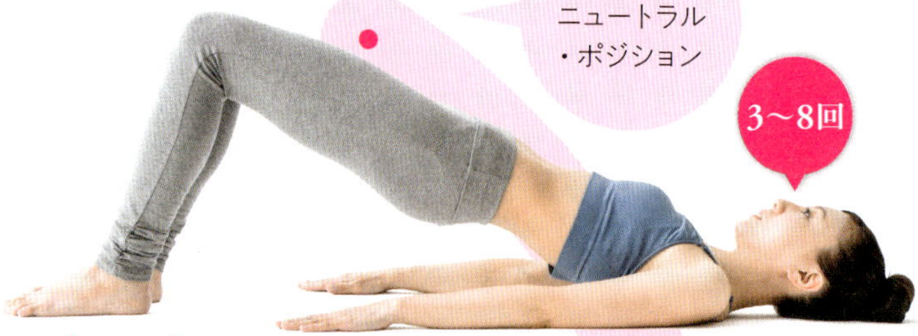

01 ペルビック・カール ―― P.60

背骨を下から順番に持ち上げる

お尻まで
体を下ろして片足は
まっすぐ伸ばし、
反対のひざは
引き寄せる

左右
1セット
1回

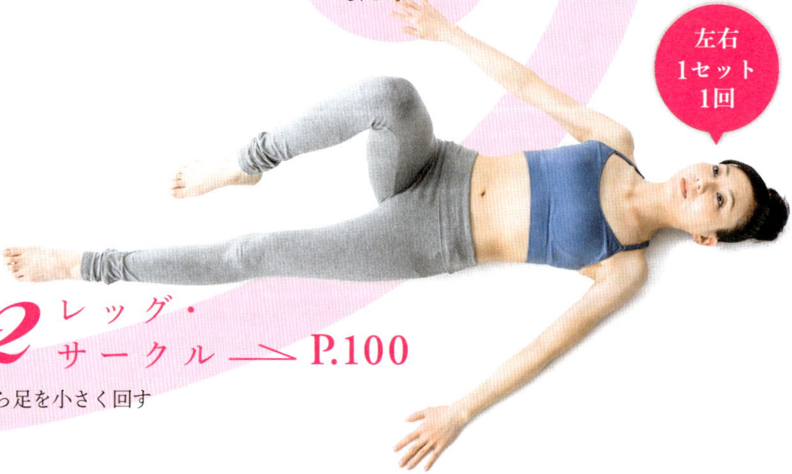

02 レッグ・サークル ―― P.100

股関節から足を小さく回す

05 サイ・ストレッチ

P.116

3〜8回

体の軸を意識して後ろに倒れていく

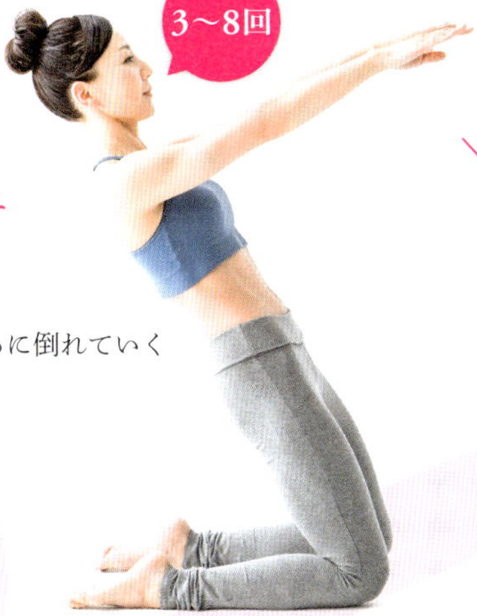

＼Finish!!／

胸の横に
両手をつき、
おへそを見ながら
ゆっくり正座まで
上体を起こす。
お尻を持ち上げて
ひざ立ちに

姿勢を
保ちながら
体を戻す

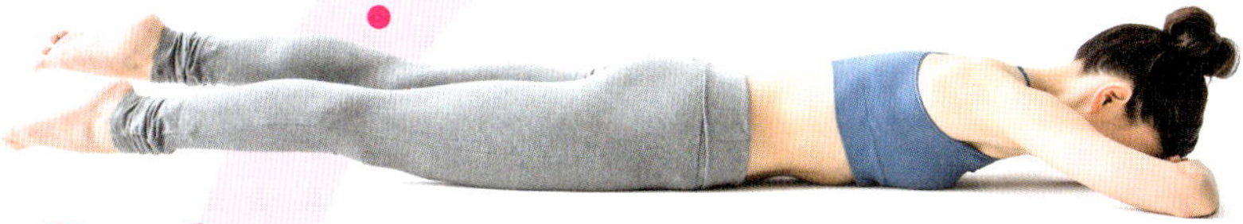

04 スイミング（足上げ）

P.120

左右
1セット
10回

股関節から足を上げ、
交互に上下させる

足をそろえて
うつぶせになり
両手は額の
下に重ねる

左右
各5回

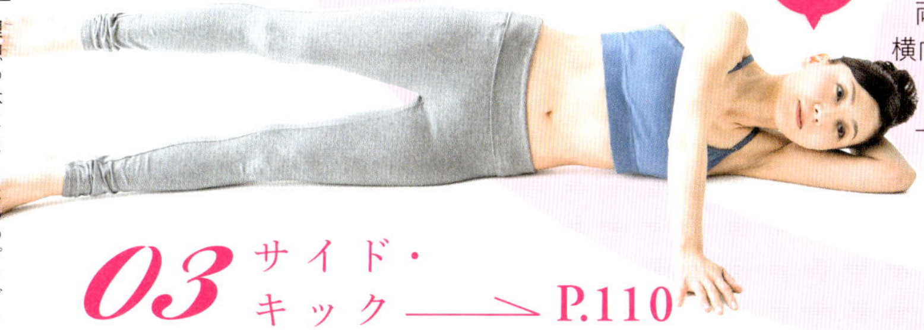

両足を伸ばして
横向きに、体の軸を
安定させて
上の足を後ろへ

03 サイド・キック

P.110

上の足を後ろにまっすぐ伸ばす

エクササイズをつなげる ＃03

わき腹ひきしめ

体をねじるエクササイズでわき腹を鍛えます。
シェイプアップでくびれをゲットしましょう。

Exercise Start!
エクササイズスタート

あぐらで
ニュートラル
・ポジション

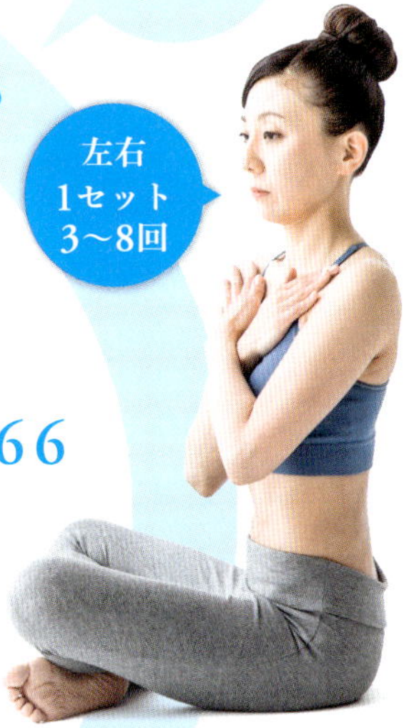

左右
1セット
3〜8回

01 スパイン・ツイスト ——> P.66

軸を意識して肋骨から体をねじる

02 クリス・クロス ——> P.126

腕を後頭部でしっかり組み、
足の入れ替えとともに体をねじる

左右
1セット
3〜5回

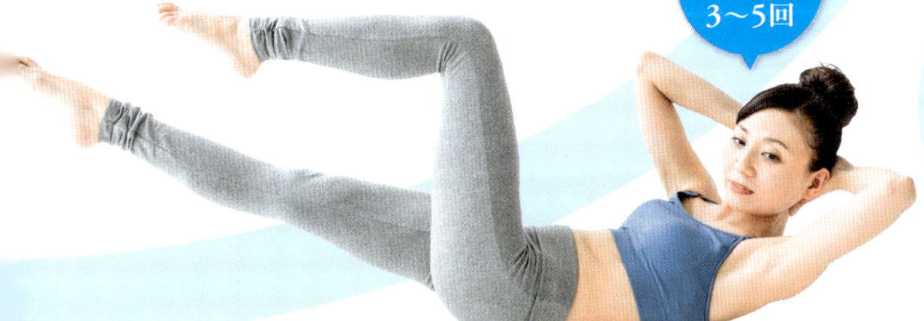

あおむけの
ニュートラル・
ポジションになり、
背骨を持ち上げる。
片足ずつ
テーブルトップ

＼Finish!!／

04 サイド・プランク

→ P.128

体の軸を意識して、骨盤を上げる

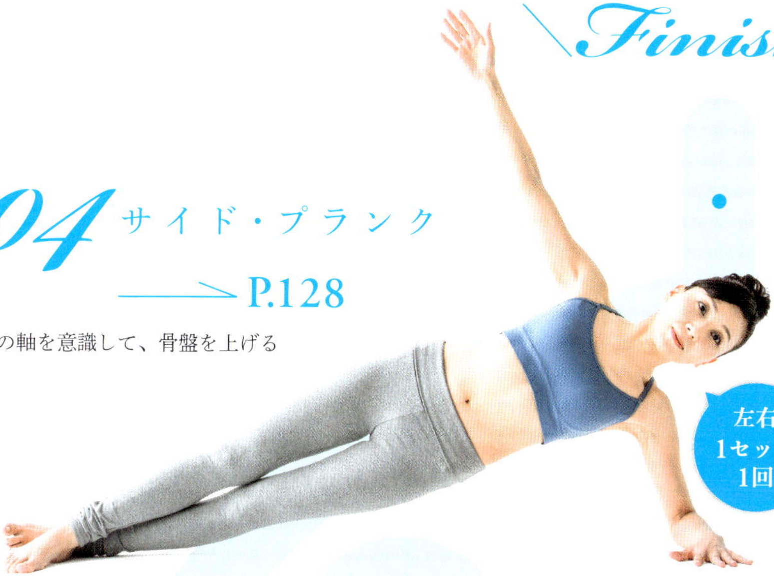

左右
1セット
1回

ひじをついて
上の足を前に
つき、上の手は
お腹の前に軽く
置く

左右
各3～8回

03 サイド・アップ

→ P.74

体の中心に軸が入っているイメージで
上半身を上げる。

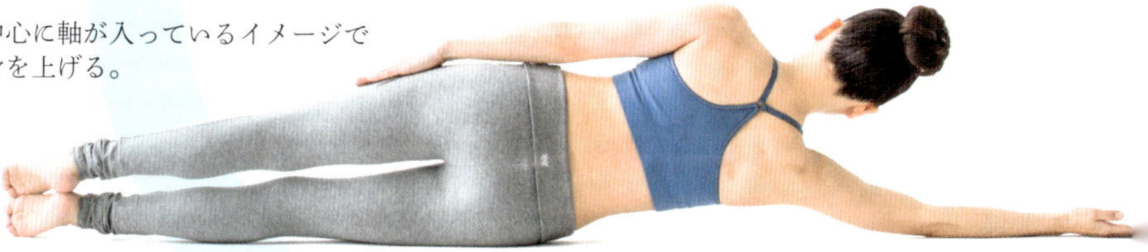

片足ずつ
下ろして、
横向きの
ニュートラルに
なる

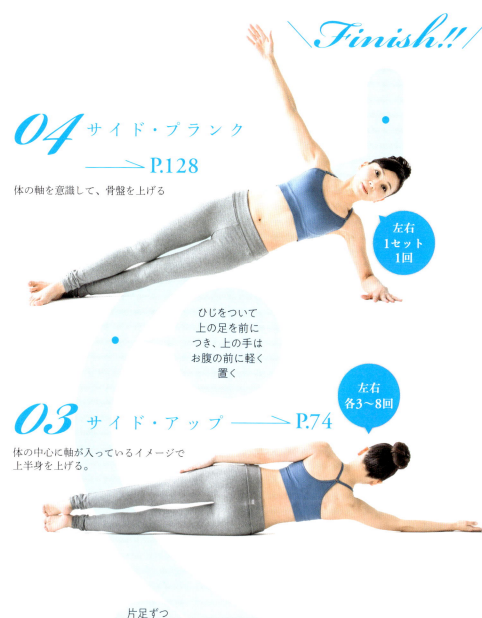

エクササイズをつなげる　#04

座っていつでも

マットがいらないイスのエクササイズ。思いついたときに動かして、
上半身、下半身の運動不足解消に。

Exercise Start!
エクササイズスタート

01 座ってチェスト・リフト

→ P.82

背骨1つ1つの
伸びを意識して
動かす

イスに
腰掛けて
ニュートラル
・ポジション

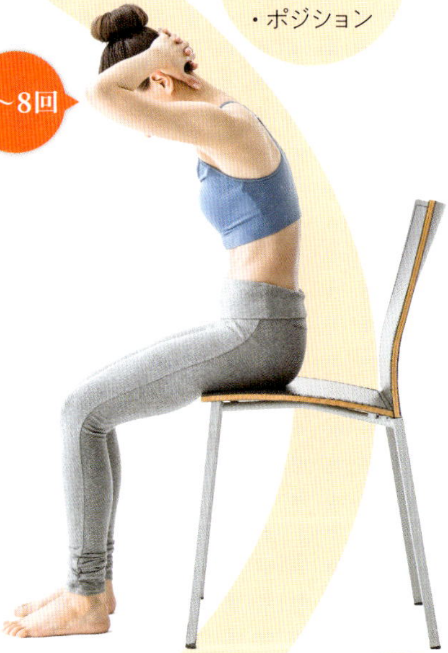

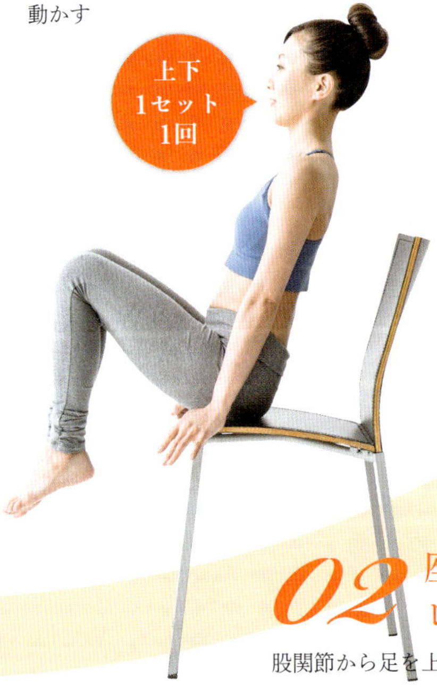

背骨を
積み上げるように
上体を起こしたら
イスに両手を添え
片足ずつ上げる

02 座ってダブル・レッグ・リフト

→ P.88

股関節から足を上げてキープ

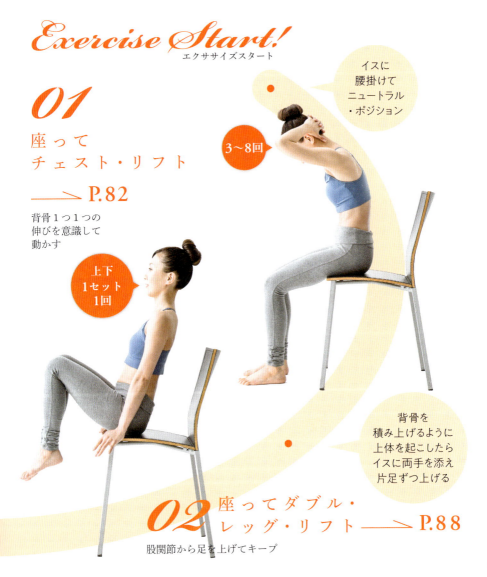

03 座ってバック・エクステンション

→ P.96

斜め上方向への
伸びを意識して
背骨を上から後ろに
倒していく

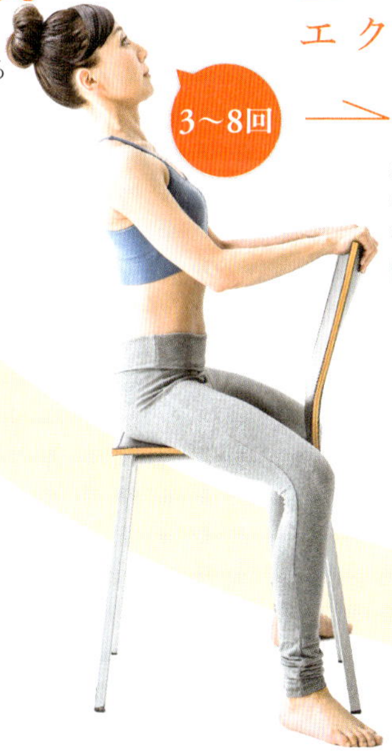

3〜8回

片足ずつ
下ろしたら後ろ
向きにまたがり、
イスの背に手を
添える

前向きに
座り直して、
足は腰幅、
胸の前で両手を
クロスする

04 座ってスパイン・ツイスト

→ P.130

軸を意識して
胸から体をねじる

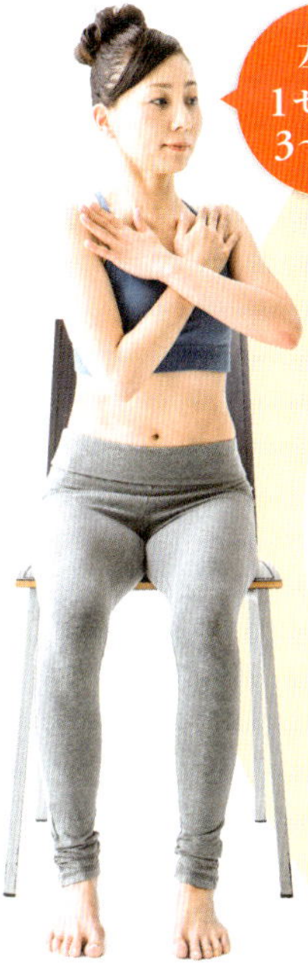

左右
1セット
3〜8回

両腕を
真横に伸ばし
遠くに長く
伸ばす

05 スキャピュラ・グライド

→ P.138

指先方向の伸びを意識して
肩甲骨を動かす

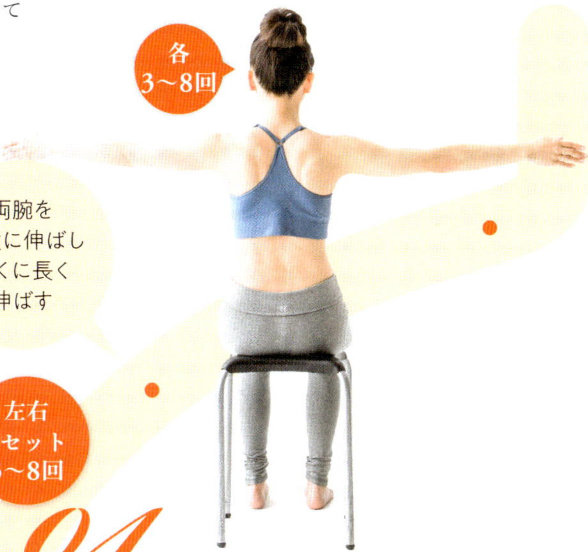

各
3〜8回

\ Finish!! /

効かせたいところ

INDEX

背骨

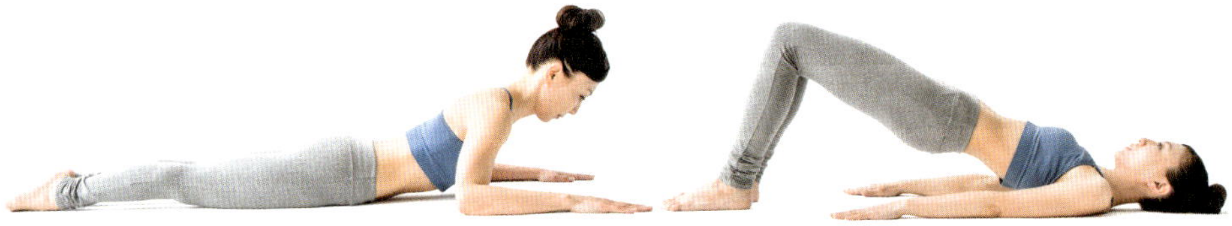

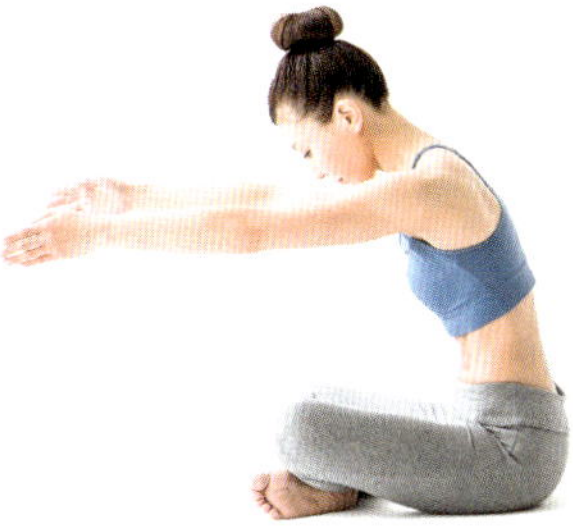

Spine Stretch

[背骨# 03] スパイン・ストレッチ → P.64
あぐらの状態で背骨を丸め、バネのようにストレッチ。

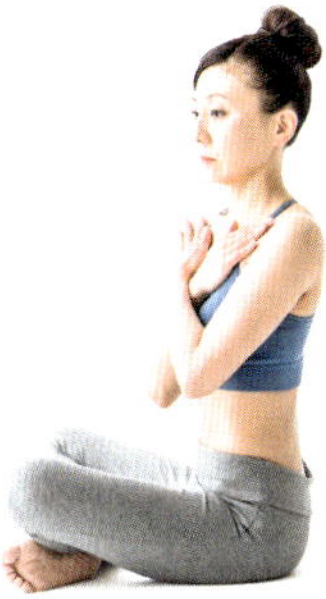

Spine Twist

[背骨# 04] スパイン・ツイスト → P.66
軸を意識して上半身をねじり、わき腹を意識。

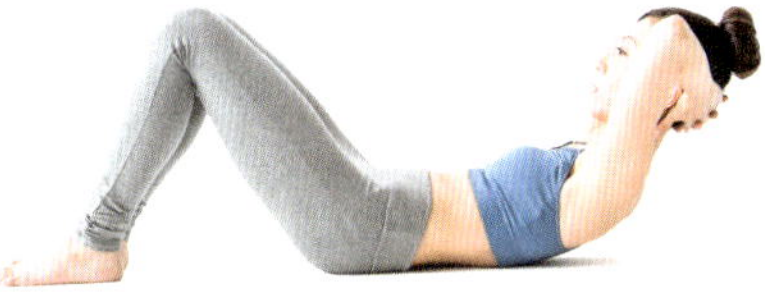

Chest Lift

[背骨# 05] チェスト・リフト → P.68
上体を持ち上げて腹筋群に負荷をかけていく。

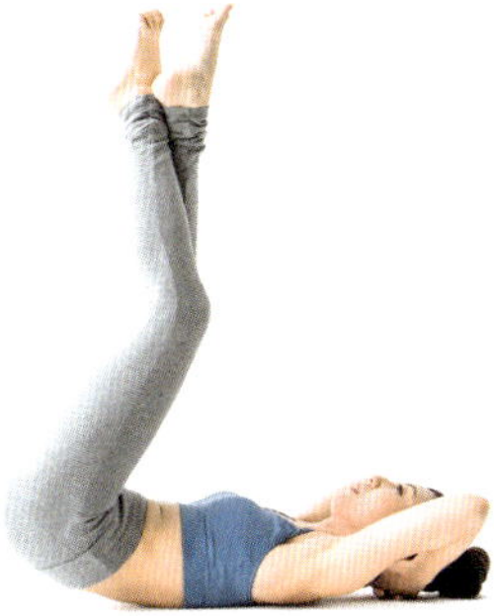

Legs In

[背骨# 06] レッグ・イン → P.70
お尻の後ろ側の伸びを感じながら、骨盤をお腹に近づけていく。

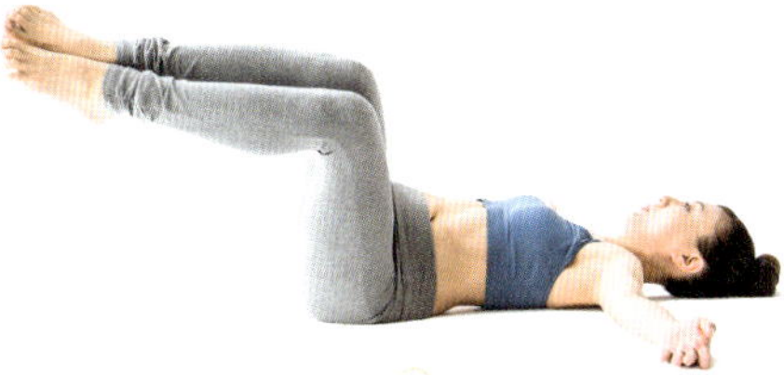

Spine Twist Supine

[背骨# 07]
スパイン・ツイスト・スーパイン → P.72
あおむけで背骨をねじる。

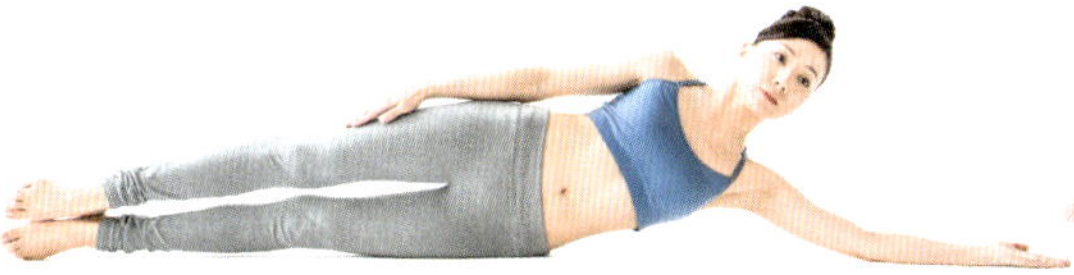

Side Up

[背骨# 08] サイド・アップ → P.74
横向きに寝た状態で、腹筋の力を使って肋骨を引き上げる。

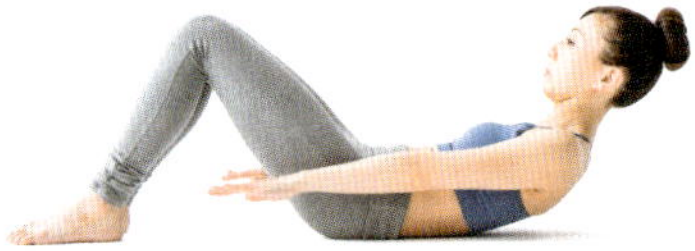

Hundred Prep

［お腹# 01］ハンドレッド・プレップ → P.78

チェスト・リフト（P.68）で腕を伸ばし、キープする。

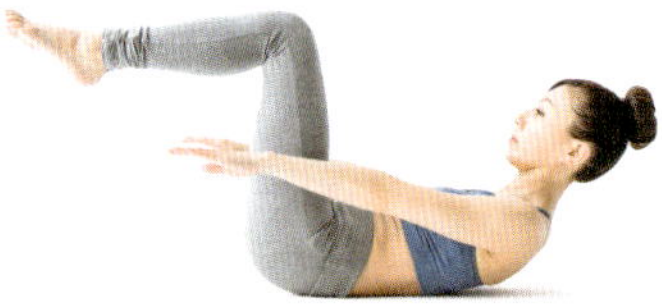

The Hundred

［お腹# 02］ハンドレッド → P.80

呼吸と合わせながら腕を振る。

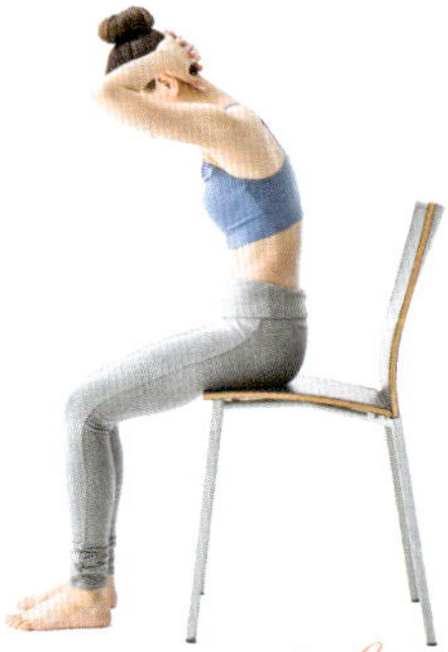

Seated Chest Lift

［お腹# 03］座ってチェスト・リフト → P.82

座った状態で腹筋を意識。

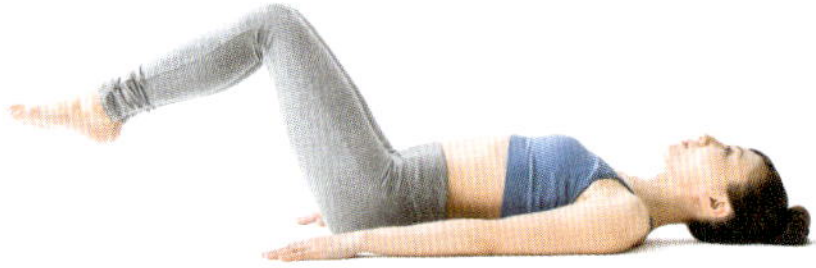

Double Leg Lift

［お腹# 04］ダブル・レッグ・リフト → P.84

股関節から足を上下させ、腹筋下部を鍛える。

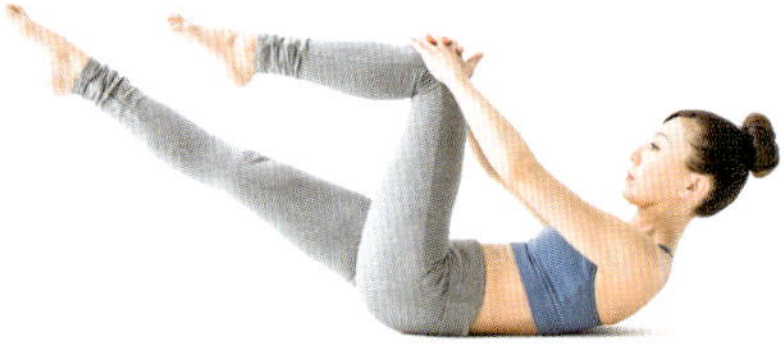

Single Leg Stretch

［お腹# 05］

シングル・レッグ・ストレッチ → P.86

つま先まで伸ばして股関節をストレッチ。

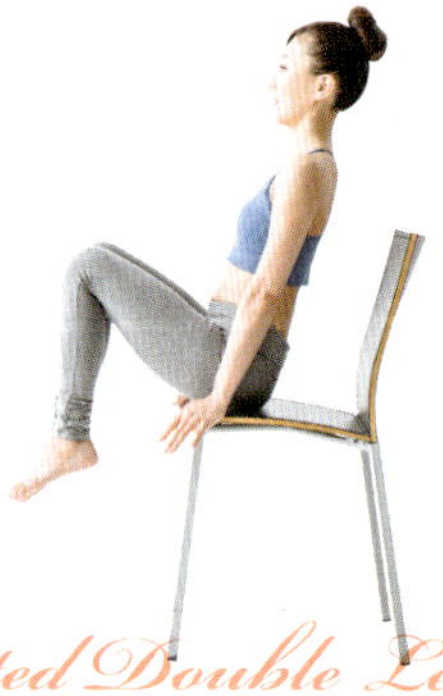

Seated Double Leg Lift

［お腹# 06］

座ってダブル・レッグ・リフト → P.88

座った状態で両足を持ち上げる。

股関節

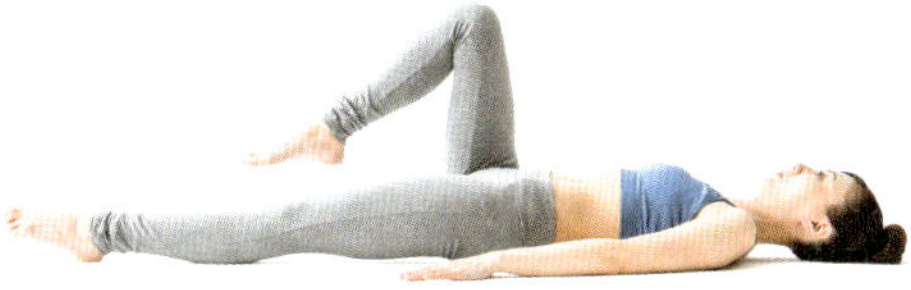

Leg Circle

［股関節# 01］レッグ・サークル → P.100

股関節周りの筋肉を意識して回す。

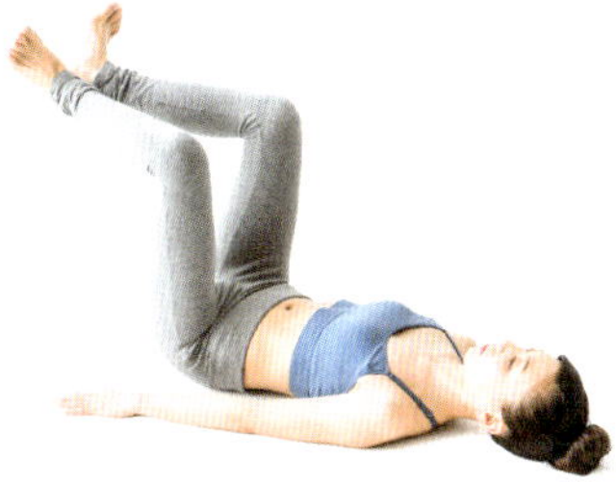

Frog

［股関節# 02］フロッグ → P.102

ひざを曲げ伸ばしして股関節の柔軟性のアップと筋力強化。

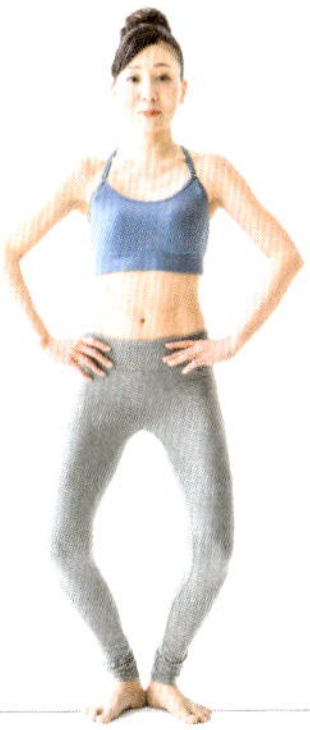

Plie

［股関節# 03］プリエ → P.104

股関節の柔軟性と筋力を強化。

背中

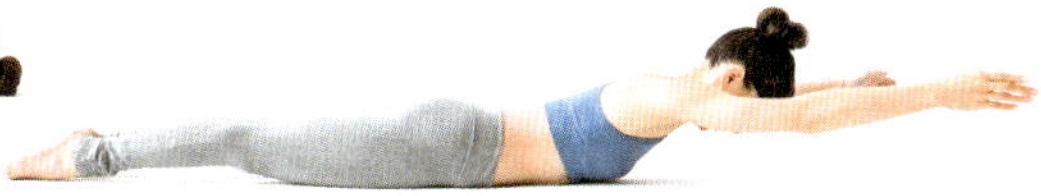

Back Extension

［背中# 01］バック・エクステンション → P.92

うつぶせの状態から背骨を伸ばす。

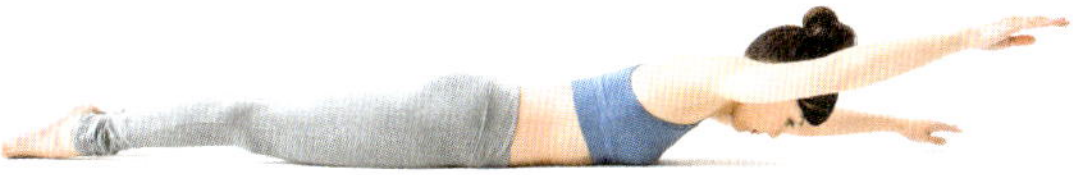

Swimming

［背中# 02］スイミング（腕振り）→ P.94

うつぶせの状態で腕を前に伸ばして腹筋で支える。

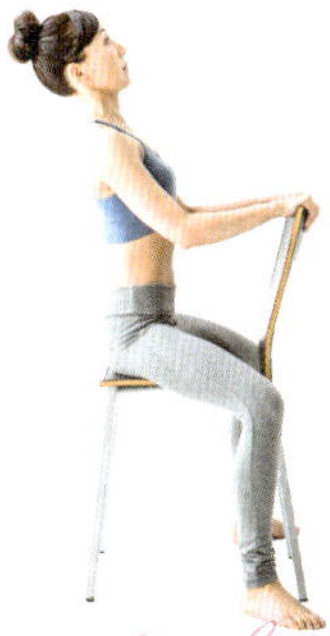

Seated Back Extension

［背中# 03］

座ってバック・エクステンション → P.96

座って行うバック・エクステンション。

太もも

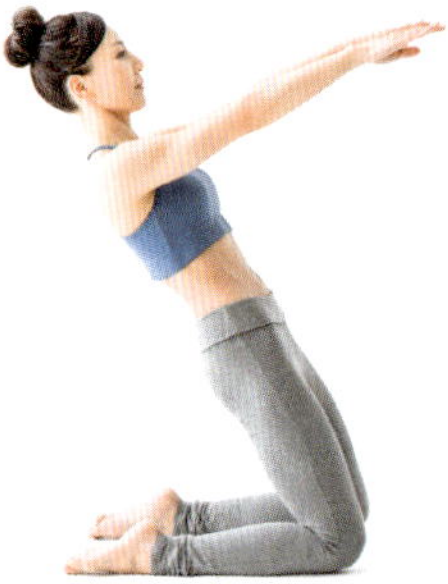

Thigh Stretch

［太もも# 01］サイ・ストレッチ → P.116

ひざを軸に体を後ろに倒してストレッチ。

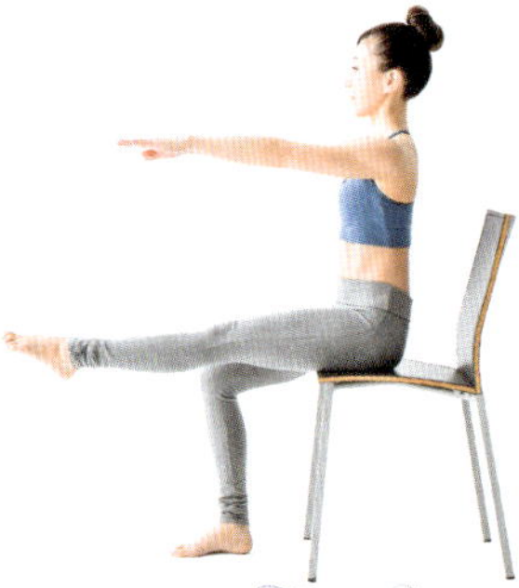

Leg Extension

［太もも# 02］

レッグ・エクステンション → P.118

イスに座って足を上げて、太ももの前側の筋肉を強化。

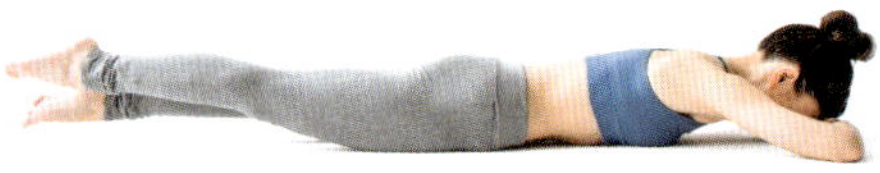

Swimming

［太もも# 03］スイミング（足上げ）→ P.120

お尻と太もも裏の筋力強化。

お尻

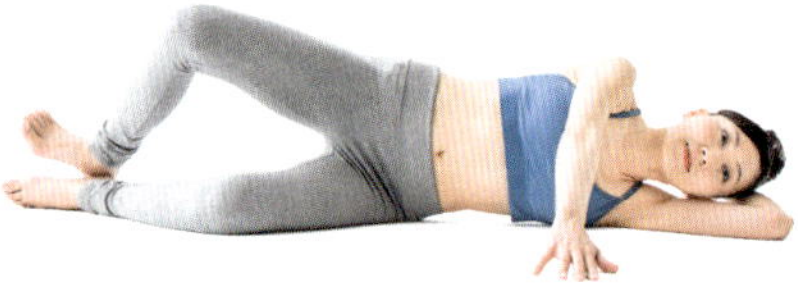

Clam

［お尻# 01］クラム → P.108

ひざを開いてお尻の筋力強化。

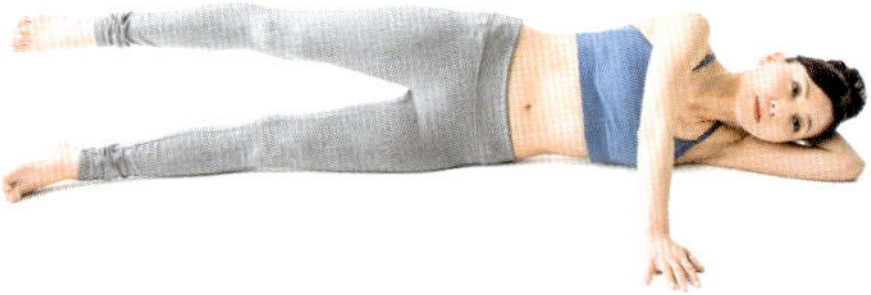

Side Kick

［お尻# 02］サイド・キック → P.110

太ももからお尻にかけての筋肉を強化。

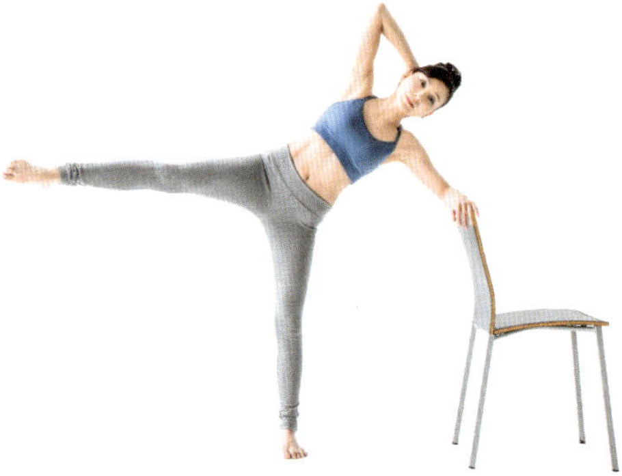

Standing Clam

［お尻# 03］立ってクラム → P.112

お尻の筋肉で足を持ち上げて曲げ伸ばし。

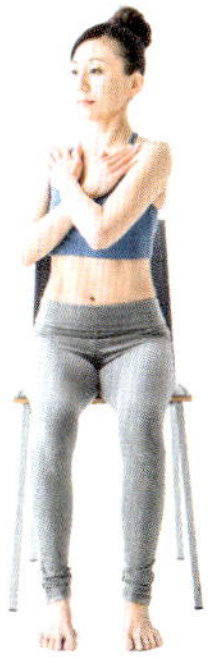

Seated Spine Twist

［わき腹# 03］
座ってスパイン・ツイスト → P.130
座って背骨をねじる。

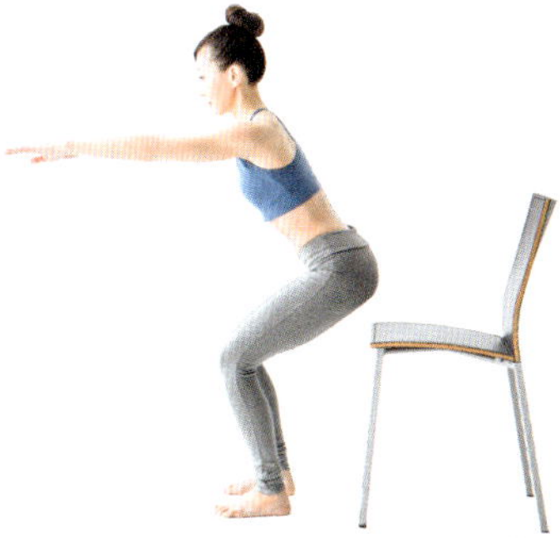

Squat

［太もも# 04］スクワット → P.122
反動を付けずに太ももの筋力でイスから立ち上がる。

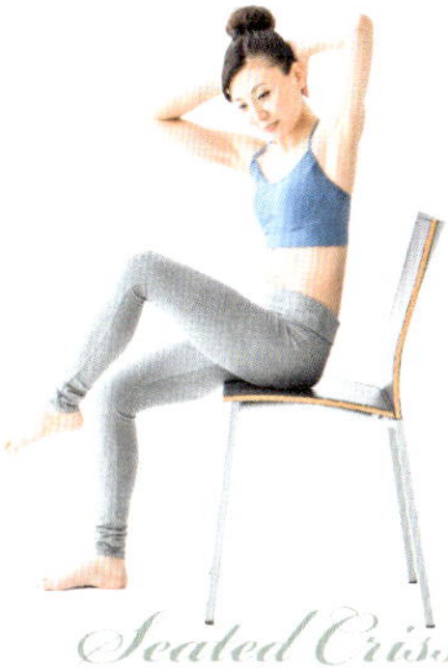

Seated Criss Cross

［わき腹# 04］座ってクリス・クロス → P.132
座った状態で上半身と足を交差させる。

わき腹

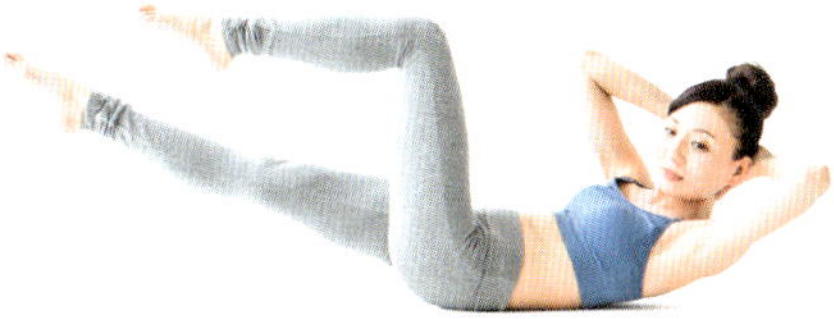

Criss Cross

［わき腹# 01］クリス・クロス → P.126
下半身と上半身を持ち上げて、腹筋群、わき腹に負荷をかける。

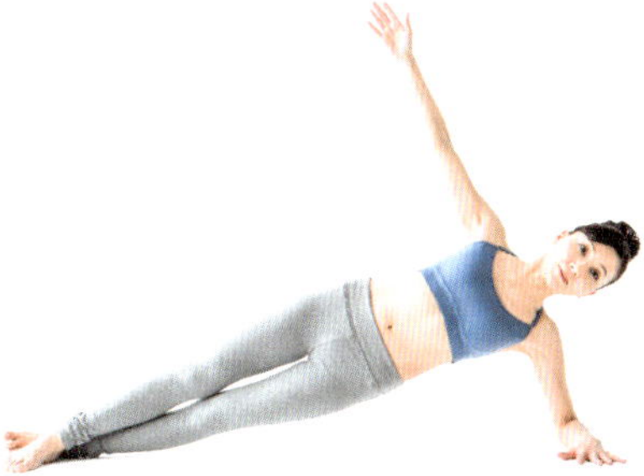

Side Plank

［わき腹# 02］サイド・プランク → P.128
全身の筋肉を使い、頭からつま先まで伸びるイメージ。

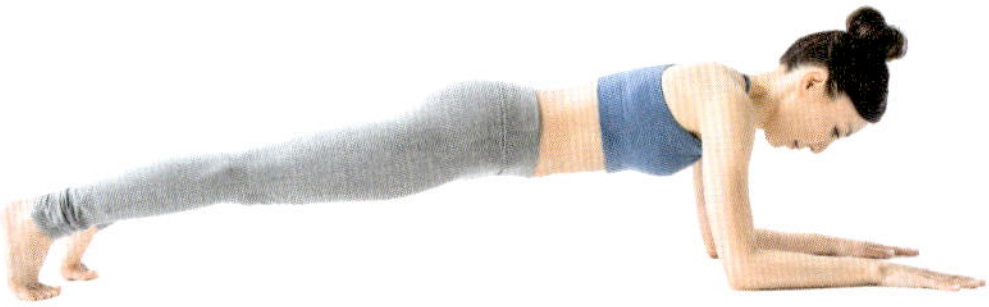

Plank

［胸］プランク → P.136

全身の筋肉を働かせて有効的に体を鍛える。

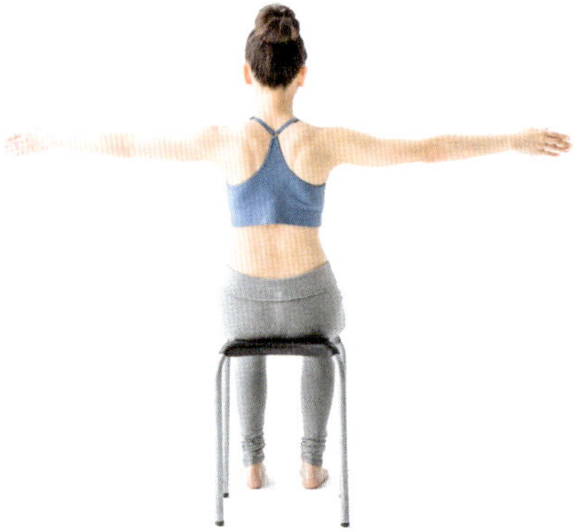

Scapula Glide

［肩甲骨］スキャピュラ・グライド → P.138

腕を遠くに伸ばすイメージで、肩甲骨を動かす。

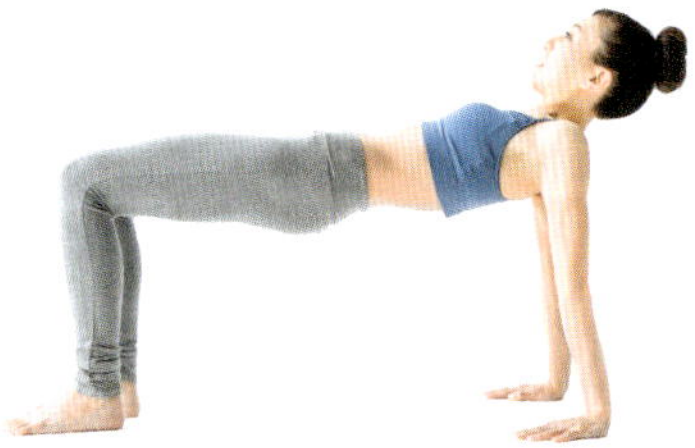

Back Support

［二の腕］バック・サポート → P.140

腕の筋肉で体重を支えるので二の腕の引き締めに。

【監修者プロフィール】

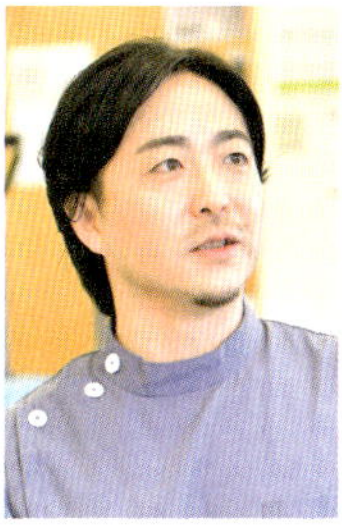

石垣英俊（いしがき　ひでとし）

静岡県出身。臨床家の父に鍼灸治療を師事。2004年に開業し、体の痛みや不調に悩んでいる人々へ、よりよい施術、環境、アドバイスを提供すべく研鑽を積んでいる。神楽坂ホリスティック・クーラ®代表。東洋医学の健康観と背骨のしくみとはたらきを学ぶ「NURTURE（ナーチャ）」校長。「アラウンドセラピー®」主宰。鍼師、灸師、あん摩マッサーシ指圧師。オーストラリア政府公認カイロプラクティック理学士（B.C.Sc）、応用理学士（B.App.Sc）。中国政府認可世界中医薬学会連合会認定国際中医師。全米ヨガアライアンス200h修了ヨガインストラクター。日本ヨーガ療法学会認定ヨーガ教師。著書に『痛みと不調を根本から改善する背骨の実学』、『背骨、骨盤、足から治す腰痛の実学』『コリと痛みの地図帳プロが教えるマッサージの処方箋72』（すべて池田書店）ほか。
自らが能動的に不調を改善しようと行動することの重要性を説き、「アクティブケア」の１つとしてピラティスを推奨している。本書では、体のしくみや不調の原因についての監修を行う。

神楽坂ホリスティック・クーラ®
http://holistic-cura.net

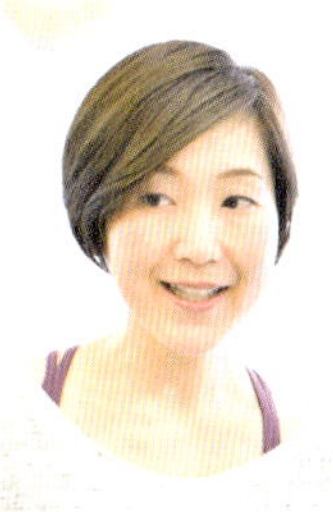

高橋なぎ（たかはし　なぎ）

Pilates Studio Rebirth 主宰
PMA 認定ピラティスティーチャー
シルク・ドゥ・ソレイユ公認ピラティストレーナー

ピラティス専門スタジオで６年間インストラクターの経験を積み、2013年独立。自身のスタジオ『Pilates Studio Rebirth』をメインに活動している。2011年アメリカで人気のピラティス動画配信サイト『Pilates Anytime』に初のアジア人として出演。2014年に月刊NEXTインストラクターオブザイヤー審査員特別賞を受賞する。2015年には韓国で行われたピラティスカンファレンスに日本を代表する講師として招聘。現在はピラティス界のマスターティーチャー、キャシー・コリーのアシスタントとしてアメリカやヨーロッパでも活躍している。

『Pilates Studio Rebirth』
オフィシャルサイト http://www.studiorebirth.com/

【著者プロフィール】

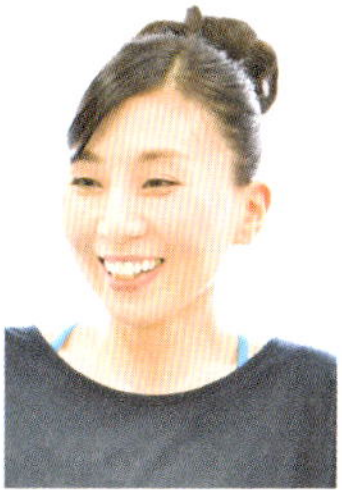

石部美樹（いしべ　みき）

BASI Pilates comprehensive インストラクター
NURTURE 認定 アラウンドセラピーアドバイザー
NURTURE 認定 アラウンドセラピーインストラクター
NURTURE 認定 背骨整えメソッドシニアインストラクター

大阪府出身。3歳よりクラシックバレエ、10代から声楽、演劇を本格的に始める。20代ミュージカルを中心に舞台で活躍。30代より友人のすすめもあり、ピラティスインストラクターの道へ。ピラティス専門スタジオにてさまざまな経験を積み、現在、石垣院長の下でアラウンドセラピー®を学びながら、神楽坂ホリスティック・クーラ®（Active care studio）をメインにフリーランスとしても活動中。

【Staff】

撮影　三好宣弘（RELATION）
　　　蔦野裕（P.8-13、P.159）
ヘアメイク　MIKE
スタイリング　田中祐子
巻頭イラスト　サノマリナ（P.16-25）
筋肉イラスト　BACKBONEWORKS
デザイン　渡邊民人、小林麻実、谷関笑子（TYPEFACE）
編集・制作　鈴木久子、釘宮有貴子（KWC）
校正　聚珍社
衣装協力　ブラトップ　Welcomfo by Chacott（チャコット）
　　　　　衣装お問合せ先　チャコット　TEL 0120-919-031

新《あたら》しいピラティスの教《きょう》科《か》書《しょ》

監修者　石垣英俊・高橋なぎ
著　者　石部美樹
発行者　池田士文
印刷所　日経印刷株式会社
製本所　日経印刷株式会社
発行所　株式会社池田書店
〒162-0851　東京都新宿区弁天町43番地
電話03-3267-6821(代)／振替00120-9-60072

落丁、乱丁はお取り替えいたします。

ISBN978-4-262-16567-7

21020504